T0129970

Wenn der Tod dem Leben dient –
Der Mensch als Lehrmittel

Sara Doll
Joachim Kirsch
Wolfgang U. Eckart

Wenn der Tod dem Leben dient – Der Mensch als Lehrmittel

Institut für Anatomie und Zellbiologie

Mit 47 Abbildungen

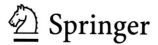

Sara Doll
Universität Heidelberg, Institut für Anatomie und Zellbiologie
Heidelberg, Deutschland

Joachim Kirsch
Universität Heidelberg, Institut für Anatomie und Zellbiologie
Heidelberg, Deutschland

Wolfgang U. Eckart
Universität Heidelberg, Institut für Geschichte und Ethik der Medizin
Heidelberg, Deutschland

ISBN 978-3-662-52673-6   978-3-662-52674-3 (eBook)
DOI 10.1007/978-3-662-52674-3

Die Deutsche Nationalbibliothek verzeichnet diese Publikation in der Deutschen Nationalbiblio-grafie; detaillierte bibliografische Daten sind im Internet über http://dnb.d-nb.de abrufbar.

Springer

Umschlaggestaltung: deblik Berlin
Fotonachweis Umschlag: © Universitätsklinikum Heidelberg/Fotograf: Christian Buck

Gedruckt auf säurefreiem und chlorfrei gebleichtem Papier

Springer ist Teil von Springer Nature
Die eingetragene Gesellschaft ist Springer-Verlag GmbH Germany
Die Anschrift der Gesellschaft ist: Heidelberger Platz 3, 14197 Berlin, Germany

Geleitwort zur Reihe

Medizin verständlich erklärt

Prävention und die Stärkung der Eigenverantwortung von Gesunden und Kranken sind wichtige Zukunftsaufgaben der Universitätsmedizin. Basis für den Weg zum mündigen Patienten sind verlässliche Informationen auf dem neusten Stand der Forschung, die von Ärztinnen und Ärzten, Wissenschaftlerinnen und Wissenschaftlern täglich geprüft werden. Das Internet liefert neben empfehlenswerten medizinischen Inhalten leider auch viele unseriöse Informationen. Die hilfreichen Ratschläge herausfiltern kann aber nur, wer sich einigermaßen auskennt. Menschen fundiert und verständlich über medizinische Zusammenhänge aufzuklären, wird daher künftig noch wichtiger als es bislang schon war.

In der neuen Sachbuchreihe WissenKompakt Medizin bringen namhafte Heidelberger Experten dem interessierten Leser die Vielseitigkeit der modernen Medizin nahe. Kein humanmedizinisches Fachchinesisch, keine langatmigen Studien und detailverliebten Kurven – am Puls aktueller Klinik, Forschung und Lehre gewinnen Sie, liebe Leserin und lieber Leser, spannende Einblicke in Körper und Geist. Sie erfahren, wie Sie selbst dazu beitragen können, möglichst lange gesund zu bleiben und welche Möglichkeiten moderne Medizin für Patienten bietet.

Wir freuen uns, dass der Springer Verlag Heidelberg, das Universitätsklinikum Heidelberg und die Medizinische Fakultät der Universität Heidelberg – alle beheimatet auf dem einzigartigen Medizincampus Im Neuenheimer Feld – gemeinsam diese neue Sachbuchreihe auf den Weg bringen. Ideengeber war die populäre Vortragsreihe »Medizin am Abend« am Universitätsklinikum Heidelberg in Kooperation mit der Rhein-Neckar-Zeitung. Seit 2013 hat sich diese höchst beliebte Veranstaltung zu einem wahren Publikumsmagneten entwickelt. Bis zu 800 Zuhörer strömen zu den rund zehn Lesungen pro Jahr, bei denen Chefärzte und Top-Forscher des Heidelberger Medizincampus im Hörsaal den interessierten Bürgerinnen und Bürgern Medizin nahe bringen. Sie erläutern in einfacher Sprache, wie man Tabletten richtig einnimmt, wie viel Alkohol erlaubt ist oder ob Sport tatsächlich krank macht. Anschaulich mit Witz und Charme erklärt, aber selbstredend hoch seriös – was die Vorlesungsreihe im weiten Umkreis um Heidelberg einzigartig und einzigartig populär macht.

Wir wünschen auch dieser Buchreihe viel Erfolg! Auf dass sie die Leserinnen und Leser mit spannenden Themen begeistert und gewinnbringend informiert. Wenn die Reihe dazu beiträgt, die ein oder andere Leserin, den ein oder anderen Leser länger gesund zu halten, dann haben wir viel erreicht.

Prof. Dr. Guido Adler
Leitender Ärztlicher Direktor
Vorstandsvorsitzender
Universitätsklinikum Heidelberg
Heidelberg, im August 2016

Prof. Dr. Wolfgang Herzog
Dekan
Medizinische Fakultät
der Universität Heidelberg

Geleitwort zum Band

Eine 2015 erschienene Übersichtspublikation zu medizinischen Museen und Sammlungen im deutschsprachigen Raum listet auch anatomische Sammlungen an Universitäten auf. Nicht alle sind erfasst, da diese im Regelfall für die Öffentlichkeit gar nicht zugänglich sind. Es handelt sich meist um Lehr- und Forschungssammlungen, die für die Ausbildung zukünftiger Ärztinnen und Ärzte und für eine Vielzahl von Forschungen verwendet wurden bzw. werden. Umso erfreulicher ist daher die Tatsache, dass sich ein ganzes Buch einer dieser Sammlungen widmet. Die Leserinnen und Leser bekommen dadurch einen gar nicht so kleinen Einblick in den universitären Alltag, der eben nicht – und das macht das Buch deutlich – so alltäglich ist.

Anatomische Sammlungen finden sich heute an allen Universitäten mit einer medizinischen Fakultät. Die einen werden intensiv in der Lehre und Forschung genutzt, andere dienen eher musealen Zwecken, manche sind schon seit Jahren unberührt. Abhängig ist dieser Zustand immer von den Personen, die für Erhalt, Erschließung und Nutzung verantwortlich sind. Eine gut erschlossene, in adäquaten Räumlichkeiten untergebrachte und mit einem Budget für Pflege und Erhalt ausgestattete Sammlung erfüllt den erwarteten Zweck, Lehrmittel und Forschungsgegenstand zu sein. Das ist insbesondere im Hinblick auf die Lehre zu betonen, da die Objekte mit neuen, virtuellen Vermittlungsmedien konkurrieren, dabei aber keineswegs antiquiert wirken. Die Anatomische Sammlung der Universität Heidelberg ist eine dieser aktiven Sammlungen, was letztendlich diese Publikation beweist.

Die älteste bisher nachgewiesene medizinische Sammlung an einer deutschen Hochschule existierte bereits im 17. Jahrhundert an der Universität Altdorf, die jedoch zu Beginn des 19. Jahrhunderts ihre Pforten schloss. Objekte dieser Sammlung sind heute nicht mehr vorhanden. Die älteste heute noch vorhandene anatomische Sammlung ist die Meckelsche Sammlung an der Martin-Luther-Universität Halle-Wittenberg.

Anatomische Sammlungen bestehen aus einer Vielzahl verschiedenster Objektgruppen. Zu finden sind Feucht- und Trockenpräparate, Modelle und Abbildungen, manchmal auch Geräte und Instrumente. Diese Objekte »speichern« bereits eine Menge Informationen über die Geschichte der ärztlichen Ausbildung und des medizinischen Erkenntnisgewinnes. In Kombination mit weiteren Quellen wie Archivalien oder Druckwerken können Wissenschaftlerinnen und Wissenschaftler Aussagen über die Entwicklung der Medizin formulieren. Nicht nur das. Durch moderne Analyseverfahren bekommen die historischen Objekte wieder wissenschaftliche Relevanz. Sie bieten das Material für die Erforschung längst überwunden geglaubter Krankheiten, die in Folge der Globalisierung vielerorts wieder häufiger auftreten. Es wäre wünschenswert, dass mehr Sammlungen wie die Heidelberger aktiv werden und der Öffentlichkeit ein Bildungsangebot unterbreiten. Dazu müssen sie vor allem von den Universitätsleitungen unterstützt werden. Denn Sammlungen sind neben den Forschungs- und Lehrzwecken auch hervorragend geeignet, als »Aushängeschild« eines Instituts oder einer Disziplin – und damit der Universität – zu fungieren. Wissenschaft lebt vom Dialog und dieses Buch ist ein wichtiger Schritt, diesen Dialog zu erweitern.

Oliver Zauzig
Koordinierungsstelle für wissenschaftliche Universitätssammlungen in Deutschland
Berlin, im August 2016

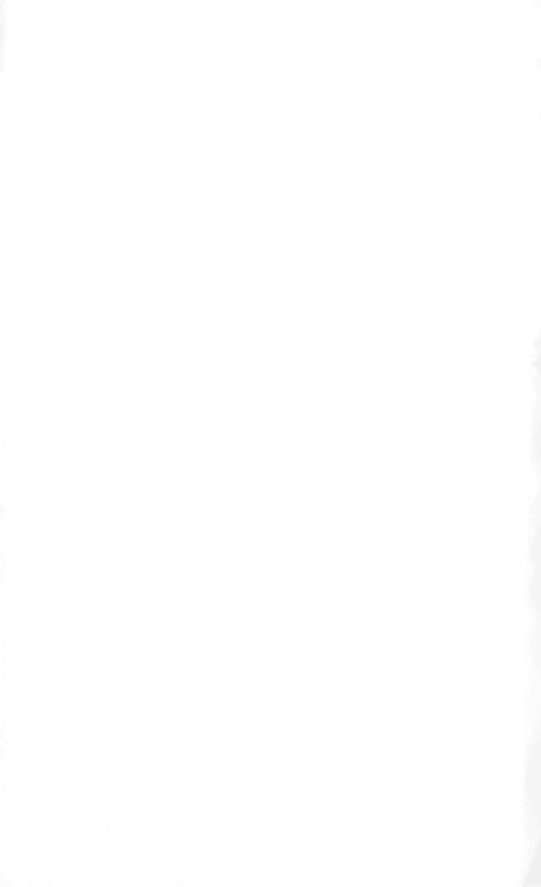

Vorwort

Vor über zehn Jahre kam ich nach Heidelberg, um dort meine Arbeitskraft in den Dienst der ehrwürdigen Universität zu stellen. Die Zuständigkeitsbereiche »Leichenwesen« und die hiesige Anatomische Sammlung wurden mir unter anderem zugeteilt. Schon bald begann ich mit der Sichtung der Exponate und musste feststellen, dass ich die mangelhafte Beschriftung nicht ohne weitere Angaben durchgreifend verbessern konnte. Es fehlten grundliegende Informationen, die es ermöglichen würden, eine ihrer Geschichte gerecht werdenden Sortierung der Objekte vorzunehmen. Was lag also näher, als sich im Institut für Geschichte und Ethik der Medizin nach Literatur zu erkundigen?! Die Heidelberger Universität als älteste Hochschule in Deutschland würde bestimmt einiges an Lektüre zu bieten haben, sodass wenigstens eine korrekte Beschriftung der Modelle und Präparate gewährleistet werden würde. Nach einer Besprechung mit Herrn Professor Eckart musste ich ernüchtert zur Kenntnis nehmen: Es gab keine umfassende Literatur und die Anatomische Sammlung – in anderen Universitäten als Teil der Abteilungsgeschichte stolz exponiert, ausführlich beschrieben und erforscht – war in Heidelberg ein »unbeschriebenes Blatt«. Bis dato interessierte sich tatsächlich keiner für die Vergangenheit dieser Sammlung. Ganz im Gegenteil: Die meisten Objekte standen unbeachtet im Keller und die auf den Fluren aufgestellten Vitrinen schienen eher zu stören.

Im Jahr 2011 definierte der Wissenschaftsrat in seinen Empfehlungen zu den Sammlungen dieselben als Forschungsinfrastruktur und rückte sie gleichermaßen ins wissenschaftliche Bewusstsein. Seither kümmern sich immer mehr universitäre Institutionen um ihre Sammlungen und dem sich darin befindlichem Kulturgut. In Heidelberg wurde zum Beispiel die »Sammlungsinitiative« gegründet, ein Verband, in dem sich viele der Sammlungsverantwortlichen aus den Natur-, aber auch Geisteswissenschaften zum Austausch treffen, um zum Beispiel gemeinsame Veranstaltungen zu organisieren.

Was wurde in der Heidelberger Anatomie getan? Bereits vor der Veröffentlichung des Wissenschaftsrates schmiedeten wir, Professor Eckart, Professor Kirsch und ich den Plan, die Aufarbeitung nun endlich nachzuholen. Diese Blätter wollten einfach beschrieben werden! Nicht nur, um die Führungen durch die Schatzkammer des Hauses mit Informationen zu unterfüttern und die Organisation der Exponate sinnvoll gestalten zu können, nein, auch um die Objekte vor einer möglichen Entsorgung zu schützen und darüber hinaus anderen Forschern aus aller Welt weitergehende Untersuchung zu ermöglichen. Nebenbei gestattet ein Blick in die Vergangenheit, oft auch die Gegenwart anders interpretieren und verstehen zu können.

Die vorliegende Arbeit kann nun als Quintessenz dieser Forschung angesehen werden und es war unglaubliches Glück, dass sie zum fast selben Zeitpunkt fertiggestellt wurde, als der Springer-Verlag mit dieser Reihe startete. Ein großer Dank gehört dem Verlag und stellvertretend Frau Horlacher, die immer eine kompetente Ansprechpartnerin war.

Eine so umfangreiche Recherche kann natürlich nur durchgeführt werden, wenn man genügend Unterstützung aus dem Umfeld erfährt. Deshalb gehört mein Dank all denjenigen, welche mir in den letzten Monaten halfen und diese Auswertungen überhaupt ermöglichten. Darunter befinden sich

- Karin Gorgas, Brit Ihle, Joachim Kirsch, Nadine Schindler und Ulrike Traut, Institut für Anatomie und Zellbiologie, Heidelberg,
- Wolfgang Eckart, Institut für Geschichte und Ethik der Medizin,
- Sabrina Zinke, hier exemplarisch genannt, Universitätsarchiv,
- Karin Zimmermann und Maria Effinger, Universitätsbibliothek Heidelberg, Abteilung Handschriften und alte Drucke,
- Friedrich Bergmann und seine Expertise im Bereich »Druckverfahren«,
- Herr Oliver Kleppel, Universitätsbibliothek Frankfurt.

Sowie die Nachfahren einiger Mitarbeiter und Mitarbeiterinnen:
- August Vierling: Hier sei stellvertretend Frau Charlotte Baur genannt. Ohne die großzügige Überlassung der wertvollen Unterlagen hätten viele Arbeitsschritte von Vierling nicht geklärt werden können.
- Charlotte Ziesmer: Frau Heinke Marggraf teilte schon in der Vergangenheit großzügig sowohl mündliche Überlieferungen als auch persönliche Dokumente.

Sara Doll
Heidelberg, im September 2016

Über die Autoren

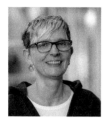

Dr. sc. hum. Sara Doll

- Geboren 1966 in Essen
- Ausbildung zur Präparationstechnischen Assistentin im Bereich Medizin in Bochum
- 1992–2002 Tätigkeit in der Anatomie Ulm
- 2002–2004 Angestellt an der John A. Burns School of Medicine, Dept. of Anatomy and Reproductive Biology, Honolulu, USA
- Seit 2004 am Institut für Anatomie und Zellbiologie der Universität Heidelberg
- 2009–2012 Bachelorstudium, Medizinalfachberufe mit Schwerpunkt Lehre an der FH Nordhessen
- 2014 Dissertation (Dr. sc. hum) über historische Lehrmittel in der Heidelberger Anatomie, Betreuer: Prof. W. U. Eckart

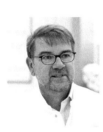

Prof. Dr. Joachim Kirsch

- Geboren 1958 in Homburg/Saar
- Medizin und Biochemie Studium an der Rheinischen Friedrich-Wilhelms-Universität Bonn bzw. Princeton University (USA)
- Nach der Promotion 1987 drei Jahre DFG Stipendiat am Department for Neurobiology des Weizmann Instituts in Rehovot (Israel)
- Einjähriger Aufenthalt als Postdoktorand am Deutschen Krebsforschungszentrum Heidelberg und drei Jahre am Max-Planck-Institut für Hirnforschung in Frankfurt/Main
- 1995 Habilitation für Anatomie an der Dr. Senckenbergischen Anatomie in Frankfurt/Main
- 1995–1998: Heisenberg-Stipendium und Schilling-Stiftungsprofessur am Max-Planck-Institut für Hirnforschung in Frankfurt/Main
- 1998 Ruf auf den Lehrstuhl für Anatomie an der Universität Ulm
- Seit 2002 Direktor der Abteilung »Medizinische Zellbiologie« am Institut für Anatomie und Zellbiologie der Universität Heidelberg

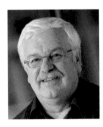

Prof. Dr. med. Wolfgang U. Eckart

- Geboren 1952 in Schwelm/Westf.
- Studium der Medizin, Geschichte und Philosophie in Münster/ Westf.
- 1976–1988 Assistent (seit 1986 Privatdozent) am Institut für Theorie und Geschichte der Medizin der Westfälischen Wilhelms-Universität
- 1988–1992 Universitätsprofessor und erster Lehrstuhlinhaber für Geschichte der Medizin an der Medizinischen Hochschule Hannover
- Seit 1992 Universitätsprofessor und Direktor des Instituts für Geschichte der Medizin an der Ruprecht-Karls-Universität Heidelberg
- 1996–1998 Präsident der Gesellschaft für Wissenschafts- geschichte.
- 2008/2009 Fellow des Marsilius-Kollegs (*Center for advanced studies*) der Ruprecht-Karls-Universität Heidelberg
- 2009 Zuwahl zur *Leopoldina – Nationale Akademie der Wissen- schaften*
- 2016 Verleihung des Bundesverdienstkreuzes

Inhaltsverzeichnis

Das Institut für Anatomie und Zellbiologie der Ruprecht-Karls-Universität Heidelberg heute

Joachim Kirsch

S. Doll et al., *Wenn der Tod dem Leben dient – Der Mensch als Lehrmittel*,
DOI 10.1007/978-3-662-52674-3_1, © Springer-Verlag GmbH Deutschland 2017

Mit den steigenden Studierendenzahlen Anfang der 1970er-Jahre wurde das alte Institutsgebäude in der Brunnengasse der Heidelberger Altstadt zu klein. Da sich die moderne Anatomie außerdem als medizinisches Grundlagenfach und nicht als »Hilfswissenschaft« verstand und versteht, lag eine Verlegung des Institutsgebäudes auf den naturwissenschaftlichen Campus »Im Neuenheimer Feld« und damit zugleich in den neu entstehenden bzw. geplanten Klinikring nahe.

Der Umzug in das neue Institutsgebäude »Im Neuenheimer Feld 307« erfolgte 1974/75 und ging dem Zeitgeist folgend mit einem Bruch lange gepflegter Traditionen einher. So wurde beispielsweise die historische Sammlung von Präparaten und Modellen in wesentlichen Teilen in den Keller verbannt. Erst vor ein paar Jahren haben zumindest die wichtigsten Exponate den ihnen gebührenden Platz in einem verglasten Raum im Erdgeschoss und im ersten Obergeschoss des Instituts zurück erhalten. Die Sammlung ist dort der Öffentlichkeit zugänglich. Sie wird jährlich von hunderten Interessierten besucht.

Die Unterrichtsräume für die inzwischen ca. 400 Studierenden der Medizin und Zahnmedizin pro Studienjahr befinden sich im Erdgeschoss und der 1. Etage. Es gibt zwei Präpariersäle mit jeweils 11 fest installierten Präpariertischen und einen Mikroskopiersaal mit 80 Arbeitsplätzen. Zur Verbesserung der Unterrichtssituation wird dieser durch eine mobile Trennwand in zwei Räume unterteilt. Beide Räume sind technisch hochgerüstet: neben einer aufwändigen Anlage zur Belüftung, die ein angenehmes Arbeits- und Unterrichtsklima ermöglicht, ist jeder der Arbeits- bzw. Präparierplätze mit einem PC und hoch auflösenden Bildschirm ausgestattet.

Die Studierenden führen eine klassische anatomische Sektion eines individuellen Körperspenders durch und vergleichen ihre Sektionsbefunde mit der Darstellung durch einen Computertomographen. Ein eigens für diesen Zweck entwickeltes Computerprogramm erlaubt das simultane Studium am Körper eines Verstorbenen und »virtuelles« Präparieren desselben Körpers anhand der Daten der Computertomographie. Die Studierenden können somit Bild und Wirklichkeit, Virtualität und Realität, unmittelbar miteinander vergleichen und werden gleichzeitig auf die Darstellung anatomischer Sachverhalte in der Klinik vorbereitet. Der zuletzt genannte Aspekt wird dann in einem weiteren Kurs wieder aufgegriffen. Im »Sonographiekurs« vertiefen die Studierenden insbesondere die topographische Anatomie der Bauchhöhle durch Ultraschalluntersuchungen, einer weiteren klinisch bedeutsamen, bildgebenden Untersuchungsmethode.

Die Mikroskopierplätze sind mit jeweils ca. 100 histologischen Präparaten bestückt, die alle wesentlichen Gewebe und Organe in unterschiedlichen Färbungen repräsentieren. Ein Ordner mit elektronenmikroskopischen Abbildungen ergänzt das Repertoire. Die Mikroskope sind mit speziellen Kameras versehen, die zusammen mit den PC-Arbeitsplätzen den Studierenden Videomikroskopie und die Erstellung eines eigenen »Histologie-Atlas« ermöglichen. Den Dozenten ermöglicht diese Anlage die Projektion wichtiger und vielleicht schwer zu erkennender Strukturen für alle Studierenden oder aber die Begleitung der Studierenden bei ihrer Arbeit am Mikroskop direkt vom eigenen Computer aus.

Um den oben geschilderten Lehrbetrieb zu gewährleisten, wird eine apparative und personelle Infrastruktur benötigt. Dieses Team wird in seiner Gesamtheit als »Fachgruppe« bezeichnet. Im Keller des Instituts befindet sich ein eigens für Unterrichtszwecke angeschaffter Computertomograph (»Postmortal CT«), der auch für gerichtsmedizinische Untersuchungen eingesetzt wird, sowie eine Anlage für die Einbalsamierung der Körperspender und deren Aufbewahrung (Kühlkammer). Dieser Bereich wird von zwei Präparationstechnischen Assistentinnen und einer Präparationsassistentin betreut. Es versteht sich von selbst, dass im Präparierbereich höchste Ansprüche an Sauberkeit und Hygiene gestellt werden, weshalb das Institut über drei besonders geschulte Reinigungskräfte verfügt. Um die Herstellung bzw. Reparatur histologischer Präparate und die Funktionsfähigkeit des Histologiesaales kümmern sich drei technische Angestellte mit Spezialkenntnissen in histologischen Methoden. Zur Fachgruppe gehören außerdem noch eine mechanisch/elektronische Werkstatt, ein Graphiker, ein IT-Spezialist und nicht zuletzt ein Sekretariat, das sich um die speziellen organisatorischen Belange der Studierenden in den anatomischen Kursen kümmert.

Das Institut gliedert sich derzeit in drei Abteilungen (»Funktionelle Neuroanatomie«, »Neuroanatomie« und »Zellbiologie«), die von jeweils einem Universitätsprofessor als Direktor geleitet werden. Jeder dieser Abteilungen sind weitere Wissenschaftler im Angestelltenverhältnis zugeordnet. Diese Gruppe wird als »Dozenten« bezeichnet. Zu ihren Aufgaben gehört neben der studentischen Lehre auch die ärztliche Weiterbildung und nicht zuletzt die Forschung. In Heidelberg bildet die neurowissenschaftliche Forschung in unterschiedlichen Facetten den Schwerpunkt. Im Gegensatz zu früheren Jahrhunderten, in denen die methodische Abgrenzung der medizinischen Grundlagenfächer vergleichsweise gut möglich war, bedient sich die moderne Grundlagenforschung eines Kontinuums an Methoden, die sich von Fach zu Fach u. U. nicht mehr wesentlich unterscheiden. Jeder macht alles, was der Beantwortung einer wissenschaftlichen Fragestellung dient, könnte man etwas plakativ behaupten. Dementsprechend handelt es sich bei den Labors des Instituts nur im Ausnahmefall um hochspezialisierte Räume, sondern vielmehr um »Universallabors« für biochemische, molekularbiologische und physiologische Experimente, in denen neben den Dozenten auch technische Angestellte, Doktoranden, Stipendiaten und Gastwissenschaftler mit der Durchführung von Experimenten befasst sind. Selbstverständlich spielen Mikroskope auch heute noch eine besondere Rolle. Allerdings handelt es sich bei diesen heutzutage um hochempfindliche Messinstrumente, deren Auflösung bis auf die Ebene einzelner Moleküle reichen kann und die statt eines bunten Bildes abstrakte Messkurven liefern können.

Seit einigen Jahren werden in Heidelberg aber auch, neben naturwissenschaftlichen Forschungsfragen, die Geschichte des Instituts und seine Objekte beforscht.

Wenn ein Anatom dann nach einem langen Tag im abgedunkelten Raum eines dieser Hochleistungsmikroskope im Erdgeschoß des Instituts vor der historischen Sammlung von Präparaten und Modellen steht, kann er sich den historischen und aktuellen Beitrag der Anatomie für den Fortschritt der Medizin ins Bewusstsein rufen und vor der Spannweite dessen ein wenig erschaudern, was die Anatomie damals und heute zu leisten im Stande ist.

Wozu Anatomie?

Joachim Kirsch

S. Doll et al., *Wenn der Tod dem Leben dient – Der Mensch als Lehrmittel*,
DOI 10.1007/978-3-662-52674-3_2, © Springer-Verlag GmbH Deutschland 2017

» Lassen Sie mich durch, ich bin Anatom.

An einem Unfallort würden solche Worte Entsetzen, zumindest Befremden auslösen, denn Anatomie wird von vielen mit Tod und Vergänglichkeit in Verbindung gebracht. »Wenn Sie hier weiter in die Tiefe gehen, schneiden Sie den Nervus vagus (einen sehr wichtigen Hirnnerv; Anmerkung des Verfassers) durch.« Diese Worte in einem Operationssaal gesprochen würden nicht minder Entsetzen auslösen, denn sie signalisieren, dass der Operateur offensichtlich nicht weiß, wo genau er sich im Körper seines Patienten befindet. Mit diesen beiden Aussagen ist das Spannungsfeld umschrieben, in dem sich die makroskopische Anatomie befindet: Hic gaudet mors succurrere vitae (Hier freut sich der Tod, dem Leben zu helfen) lautet das Motto, das in schwarzen Lettern im Institut für Anatomie und Zellbiologie der Universität Heidelberg mahnt, erklärt und ermutigt (■ Abb. 2.1).

Anatomen waren in früheren Zeiten oft »Alleskönner«, denn sie waren es, die den Bau des menschlichen Körpers studierten, Variationen kannten und genau wussten, wie es unter der Oberfläche, der Haut und noch tiefer, aussieht. Deshalb waren sie prädestiniert, den Chirurgen, die damals noch der gleichen Zunft angehörten wie die Frisöre, den Weg in die Tiefe des Körpers zu weisen. Da sich die damaligen anästhesiologischen Kenntnisse und das Wissen um Antisepsis aber gleichermaßen im unspezifischen, d. h. innerlichen wie äußerlichen, Gebrauch von Alkohol erschöpften, handelte es sich um einen vergleichsweise kurzen Weg – allzu oft zum Friedhof. »Ärzte ohne Anatomie gleichen Maulwürfen. Sie arbeiten im Dunkeln und ihrer Hände Tagwerk sind Erdhügel« formulierte denn auch Friedrich Tiedemann (1781–1861), Ordinarius für Anatomie an der Universität Heidelberg.

Eine gute Kenntnis der menschlichen Anatomie und deren Variationen legt also die Basis für chirurgische Interventionen. Bei Notfallmaßnahmen ist dies für Jedermann offensichtlich und auch bei anderen Eingriffen erwarten wir heute, dass ein Operateur genau weiß, wo er sich

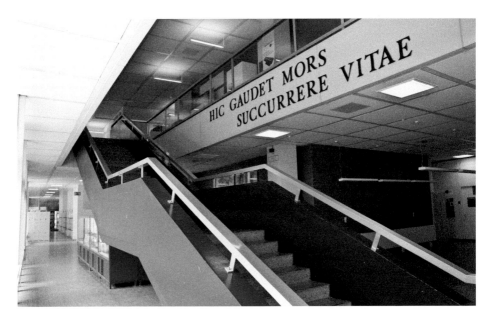

■ **Abb. 2.1** Hic gaudet mors succurrere vitae (Hier freut sich der Tod, dem Leben zu helfen) – Institut für Anatomie und Zellbiologie der Universität Heidelberg

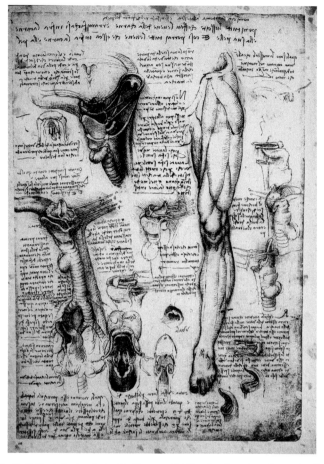

Abb. 2.2 Leonardo da Vinci, Anatomische Studien zum Kehlkopf und zur Anordnung der Muskulatur an der unteren Extremität. (© janaka Dharmasena – Fotolia)

befindet und welche benachbarten Strukturen er unter Umständen antrifft und ggf. verletzen oder gar zerstören könnte (s. oben). Diese Auffassung reduziert Anatomie jedoch auf die Rolle einer chirurgischen Hilfswissenschaft und bereits im 19. Jahrhundert wurde klar, dass Anatomie mehr kann und mehr will.

Schon den berühmten Künstlern der italienischen Renaissance Leonardo da Vinci (1452–1519) und Michelangelo Buonarotti (1475–1564), die nachweislich Leichen sezierten, ging es nicht nur darum, den Bau, heute würden wir sagen die Topographie, des menschlichen Körpers zu verstehen. Ihnen ging es vielmehr darum, einen Zusammenhang zwischen Strukturen und deren Funktionen herzustellen. Was genau passiert, wenn dieser Muskel sich kontrahiert (verkürzt), wie wird durch die einzelnen Licht brechenden Komponenten des Auges ein Bild erzeugt, wie erzeugt der Kehlkopf Töne? (□ Abb. 2.2)

Doch zunächst galt es, mit historischen und dogmatisch überlieferten Ansichten über den Bau des menschlichen Körpers aufzuräumen. Tatsächlich war das »Wissen« um den Bau des menschlichen Körpers bis zur Renaissance kein Wissen im heutigen Sinne sondern eine Tradition, eine Überlieferung, von Ansichten antiker Ärzte, die sich nur allzu oft auf die Sektion von

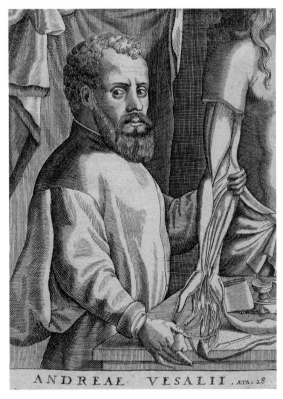

☐ Abb. 2.3 Andreas Vesalius (1514–1564)

Tieren bezog. Der wichtigste Exponent dieses im wahren Sinne des Wortes humanistischen Bestrebung war der in Wesel geborene Arzt Andreas Vesalius (1514–1564). Sein Hauptwerk »De Humani Corporis Fabrica Libri Septem«, das 1543 mit Kupferstichen des Tizianschülers Jan Stephan von Calcar in Basel erschienen ist, räumte mit Traditionen auf ☐ Abb. 2.3).

Von nun an sollte nur noch gelten, was durch eigene Anschauung bei der Sektion von Leichen als Befund erhoben werden kann. Die Korrektur tradierter Irrtümer war das Eine, das Andere war die Verbreitung des neugewonnenen Wissens. Zu diesem Zweck führte Vesalius öffentliche Sektionen in einer Kirche der Universitätsstadt Bologna durch. Andererseits publizierte er seine anatomischen Erkenntnisse nicht nur in dem oben genannten Meisterwerk von 1543, sondern bereits zuvor (1538) brachte er sechs hervorragend illustrierte Flugblätter (Tabulae anatomicae sex) für das Studium der Anatomie durch Studenten heraus. Nicht zuletzt die profunden Kenntnisse der menschlichen Anatomie machten aus Vesalius einen hervorragenden Chirurgen und Arzt (mit Lehrverpflichtung in Anatomie), der schließlich 1544 zum Leibarzt von Kaiser Karl V. berufen wurde.

An welche Leichen wurden diese epochalen Untersuchungen durchgeführt und damit die Grundlagen zu einer modernen Anatomie gelegt? Meist handelte es sich hierbei um die Körper hingerichteter Straftäter, wobei die anatomische Sektion, die ja zwangsläufig mit der Desintegration des menschlichen Körpers einhergeht, von den Zeitgenossen oftmals als postmortale Fortsetzung und Verschärfung der Leibesstrafe angesehen wurde. Die Tradition, die Körper Hingerichteter für anatomische Studien zu verwenden, wurde noch im 19. Jahrhundert praktiziert. Ein bekanntes Beispiel hierfür ist der von einem Mainzer Gericht zum Tod durch die Guillotine verurteilte Raubmörder Johannes Bückler, genannt »Schinderhannes«, dessen Leichnam direkt am Ort der Hinrichtung vom damaligen Mainzer Anatomen Jacob Fidelis Ackermann (1765–1815) untersucht wurde. Das von ihm hergestellte sogenannte »natürliche Skelett« des »Schinderhannes« nahm Ackermann nach seiner Berufung mit nach Heidelberg, wo es im Anatomischen Institut ausgestellt wurde. Neben Straftätern wurden auch Personen einer anatomischen Sektion zugeführt, für deren Beerdigung niemand aufkommen wollte oder konnte, und so kam es, dass man damals tatsächlich Medizin studieren und Arzt werden konnte, ohne jemals bei einer Sektion zugeschaut, geschweige denn selbst präpariert zu haben. Wie konnten sich die Studierenden unter diesen Rahmenbedingungen die für ihre ärztliche Tätigkeit unbedingt notwendigen anatomischen Kenntnisse aneignen?

Zum einen, wie auch heute noch, durch großartig ausgestattete und zum Teil künstlerisch wertvolle Bücher, in denen die anatomischen Sachverhalte nicht nur in Prosa beschrieben, sondern auch mit zeitgenössischen Methoden illustriert wurden. Diese Methode ist auch heute noch aktuell. Damals jedoch waren solche Bücher selten und für einen schmalen Geldbeutel nahezu unerschwinglich. Zudem kann selbst die beste Abbildung auf einem Blatt Papier die räumlichen Dimensionen und Zusammenhänge nur unzureichend wiedergeben. Ein weiterer Aspekt ist so trivial wie richtig: jeder Mensch hat seine eigene, höchst individuelle Anatomie, während Abbildungen immer nur eine Art Mittelwert oder »Idealfall« zeigen können. Um diese Beschränkungen des Lernens aus Büchern zu umgehen und nicht zuletzt auch um neue wissenschaftliche Erkenntnisse zu dokumentieren, begannen die Anatomen früherer Zeiten Präparate herzustellen. Die Entwicklung effizienter chemischer Konservierungsmethoden kam ihnen hierbei sehr zu Hilfe. Bald war der am meisten gefragte Anatom derjenige, der über die größte Sammlung von Präparaten verfügte. Bemerkenswerterweise wurde eine solche Sammlung an Präparaten tatsächlich auch als persönlicher Besitz des Professors und nicht etwa der Universität angesehen, sodass berühmte Sammlungen wie etwa die des Heidelberger Anatomen Ackermann nach seinem Tode von den Angehörigen verkauft werden konnten. Zum Glück blieb sie der Universität Heidelberg erhalten (s. auch ▢ Abb. 5.1, ▢ Abb. 5.3, ▢ Abb. 5.4, ▢ Abb. 5.5).

Die Präparate in anatomischen Sammlungen dienten also zunächst als dreidimensionales Anschauungsmaterial für Studierende und damit auch der Kompensation des Mangels an anatomischen Sektionen. Zugleich und darüber hinaus konnten neue anatomische Erkenntnisse mit Hilfe von Präparaten dokumentiert und illustriert werden. Dieser Ansatz wurde umso wichtiger, je unanschaulicher anatomische Forschung wurde. Ende des 19. und Anfang des 20. Jahrhunderts interessierten sich Anatomen für die vorgeburtliche Entwicklung des Menschen: ein neuer Zweig der Wissenschaft entstand, der Embryologie genannt wurde. Embryologische Forschung fand zu ganz überwiegenden Teilen am Mikroskop statt. Wie aber sollte man die Ergebnisse dieser Untersuchungen präsentieren? Sicher wäre es möglich gewesen, ganze Serien mikroskopischer Schnitte abzuzeichnen und dem Betrachter die Arbeit zu überlassen, diese Schnittserien zu einem dreidimensionalen Gebilde zusammenzusetzen. Für die Veranschaulichung der Ergebnisse wählten die Forscher aber einen anderen Weg: die mikroskopischen Schnitte wurden Stück für Stück und detailgetreu abgezeichnet und mit Hilfe eines Pantographen vergrößert auf Wachsplatten übertragen. Die Wachsplatten setzte man in der Reihenfolge der mikroskopischen Schnitte wieder zusammen und schuf somit ein dreidimensionales Gebilde aus Wachs, das bis in Einzelheiten dem mikroskopisch kleinen Objekt entsprach (▶ Abschn. 6.4.2). Im Grunde genommen machen wir heute genau dasselbe, wenn wir aus einzelnen Schichtaufnahmen eines CT oder MRT eine dreidimensionale Ansicht des Körpers generieren – allerdings tun wir dies virtuell mit Hilfe eines Rechners und nicht gegenständlich. Auch im mikroskopischen Bereich hat diese Methode inzwischen Einzug gehalten. Mit Hilfe moderner Mikroskope und damit verbundener Computer können einzelne, theoretisch unendlich dünne optische Schnitte durch das Innere einer Zelle aufgenommen und mit Hilfe eines Rechners wieder zu einer virtuellen dreidimensionalen Struktur zusammengesetzt werden.

Die Beschäftigung mit Anatomie (hiermit sind ausdrücklich die makroskopische und die mikroskopische Anatomie gemeint) ist eine der Grundlagen für rationales ärztliches Handeln und an dieser Stelle ist der Verfasser wiederum versucht Tiedemanns »Maulwurf« (s. oben) zu zitieren. Daher hat die Anatomie ihren festen Platz in der Ausbildung von Studierenden der Medizin und in der Weiterbildung von Ärzten. Anatomie versteht sich aber nicht als »Hilfswissenschaft«, sie hat einen weiter gehenden Anspruch: wie jede andere lebendige Wissenschaft entwickelt sie sich mit den zur Verfügung stehenden Techniken weiter und ist damit eine lebenswissenschaftliche und medizinische Grundlagenwissenschaft, die zu allererst unser Wissen vermehrt. So haben in den vergangenen Jahren molekularbiologische und -genetische Methoden wie selbstverständlich Einzug in anatomische Institute gehalten. Zur Handsäge, mit der makroskopische Präparationen durchgeführt wurden, sind Restriktionsenzyme gekommen, mit denen unser Erbmaterial, die DNA, geschnitten werden kann. Neben der im Präpariersaal gelegentlich eingesetzten Lupenbrille kommen in den Labors inzwischen Hochleistungsmikroskope und -rechner zum Einsatz. Somit war und bleibt anatomische Forschung eine der Triebfedern des medizinischen Fortschritts, aus deren Erkenntnissen neue Forschungsansätze und/oder innovative Strategien zur Erhaltung unserer Gesundheit bzw. zur Behandlung von Krankheiten entwickelt werden können (◘ Abb. 2.4).

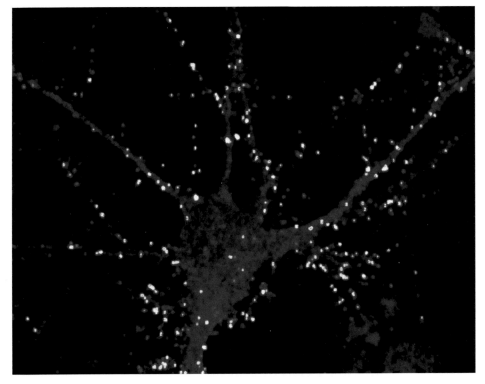

◘ **Abb. 2.4** Nervenzelle

Die wissenschaftliche Sammlung

Sara Doll, Wolfgang U. Eckart

S. Doll et al., *Wenn der Tod dem Leben dient – Der Mensch als Lehrmittel*,
DOI 10.1007/978-3-662-52674-3_3, © Springer-Verlag GmbH Deutschland 2017

Im Jahr 2011 erreichte die Universitäten eine »Empfehlung« des Wissenschaftsrates »zu wissenschaftlichen Sammlungen als Forschungsinfrastrukturen«. Bereits im ersten Satz wurden wissenschaftliche Sammlungen als eine »wesentliche Infrastruktur für die Forschung« identifiziert (WR 2011, S. 5). In diesem Dokument ging es unter anderem um die Voraussetzungen und Möglichkeiten universitärer Sammlungen, um ihr wissenschaftliches Potenzial, um Erfassung und Erschließung aber auch um die Entwicklung einer Sammlung. Die technische Aufnahme des Bestandes und dessen wissenschaftliche Auswertung sollte also tatsächlich und endlich als gleichberechtigte Arbeit anerkannt werden? Ein großartiger Gedanke, könnte er doch in der Zukunft dazu führen, dass den Sammlungen nicht nur mehr Aufmerksamkeit, sondern darüber hinaus auch Ressourcen für Personal und Bestandsschutz zuteilwürden. In vielen Sammlungen aber fehlt es genau daran: An Geld, um zum Beispiel Vitrinen zu erwerben oder Personal zur Erfassung der Objekte einzustellen oder Seminare durchzuführen.

Wie steht es vor diesem Hintergrund um die Heidelberger Anatomie und ihre Sammlung? Sagte der Wissenschaftsrat nicht: »Der Wert einer Sammlung von Objekten für die Wissenschaft ergibt sich aus der forschenden Befassung mit ihr.« (WR 2011, S. 15) ? Dazu gehören neben der Bemühung vor Ort sicherlich auch die interdisziplinäre Aufarbeitung der Objekt-Metaebene und die Implementierung der Objekte in das aktuelle Unterrichtsgeschehen. Das Sprichwort »Ohne Fleiß kein Preis« trifft hier sicherlich besonders gut zu! An einem aktuellen Beispiel soll dies folgend illustriert werden:

Seit der Gründung des Institutes im Jahr 1805 wurde kontinuierlich viel gesammelt, ebenso kontinuierlich aber auch viel verworfen. Lehrmittel wie Präparate, Modelle und Abbildungen wurden erstellt, neue Lehrmittel-Techniken entwickelt. Bis ins Jahr 1873 finden sich diese Objekte in sogenannten Sammlungsbüchern zum Teil sehr akribisch aufgelistet. Dann erfolgte unter Carl Gegenbaur ein Bruch dieser Tradition. Das nächste ausführliche Sammlungsbuch ließ Hermann Braus 1916, also über 40 Jahre später, durch zwei Studenten anlegen. Jahrzehntelang wurde die Sammlung danach, einem Dornröschenschlaf ähnlich, zur Ruhe gelegt. Es folgte eine unvollständige Aktualisierung erst nach dem Zweiten Weltkrieg – bis im Jahr 2008 schließlich damit begonnen wurde, die noch vorhandenen Objekte zu beschreiben. Basierend auf diesen Erkenntnissen konnte die Geschichte der Sammlung, der Akteure, der Objekte und der Gebäude wieder neu entdeckt werden. Neben Querelen zwischen Mitarbeitern, unglaublich schlechten Bedingungen in den Gebäuden, und der sich verändernden gesetzlichen Grundlage zur Leichenablieferung – um hier nur einige Ergebnisse zu nennen – wurden aber auch innovative Lehrmethoden und personelle Überraschungen aufgearbeitet. In den ersten Jahren des 20. Jahrhunderts arbeitete zum Beispiel der bis dahin fast unbekannte August Vierling, ein mikroskopischer Präparator und Zeichner, in der Anatomie und erstellte dort unzählige histologische Schnitte, Modelle und Zeichnungen. Die Modelle waren von kryptischer Gestalt, seine Arbeiten waren nicht dokumentiert worden, standen in keinem Sammlungsbuch und es gab weder Titel noch eine Beschreibung. Dokumentationslücken sind in vielen Sammlungen leider keine Seltenheit. Doch plötzlich, durch einen glücklichen Zufall und lange Recherche kamen Unterlagen ans Tageslicht, die ermöglichten, nicht nur den Sinn und Zweck einiger Modelle, sondern auch weiterführende wissenschaftliche Zusammenhänge rekonstruieren zu können. Zusammenhänge, die man anfänglich gar nicht gesucht hatte!!! Sollten diese etwas merkwürdigen Gegenstände sogar wertvoll sein? Und wenn ja, woran sollte man das ableiten?

Im Jahr 2013 gab die Koordinierungsstelle für wissenschaftliche Universitätssammlungen in Deutschland einen Leitfaden heraus. Sie definierten darin allgemein gültige Qualitätskriterien für wissenschaftliche Universitätssammlungen, die den Kuratoren Hilfestellung bieten sollen, ihre Sammlung neu und besser einzuschätzen, sie aber auch nach definierten Kriterien verbessern zu können.

Diese Eigenschaften, die »substanzielle Kriterien« genannt werden und die eine qualitativ wertvolle Sammlung ausmachen sollen, sind demnach unikal; der Verlust würde unwiederbringliche Lücken verursachen. Sie sind exemplarisch, exzeptionell, weisen eine ihnen eigene spezifische Materialität auf und ihre physische Präsenz und materielle Beschaffenheit kann sicher noch einer Reihe weiterer Disziplinen als Forschungsmaterial dienen. Sie besitzen, wie im Beispiel der Vierling-Modelle gezeigt werden kann, wissenschaftsgeschichtliche Relevanz, denn sie sind Zeugnisse für erkenntnistheoretische Fragen, von repräsentativer Bedeutung und didaktischer Nutzbarkeit.

Sie sind darüber hinaus aber auch ästhetisch wertvoll und besitzen wahrnehmbare Eigenschaften, die in der Regel als positiv bewertet werden. Retrospektiv betrachtet kann an diesem Beispiel die Wertigkeit der Arbeit an und mit historischen Objekten verifiziert und so dem Wissenschaftsrat beigepflichtet werden: Ohne Inventarisierung, Katalogisierung und Digitalisierung wäre der enorme Wert der Heidelberger Sammlung und somit auch der wissenschaftliche Wert niemals wertgeschätzt und in seinen historischen Kontext gestellt worden. Fatal, jedoch nicht überraschend, an dieser Erkenntnis ist die Tatsache, dass diese Achtung ohne die intensive Auseinandersetzung mit der Sammlung niemals erfolgt wäre. Hier allerdings kommen auch »strukturelle und konzeptionelle Kriterien« ins Spiel: Eine Sammlung muss betreut werden und braucht Gelder, um die Sicherheit der Objekte zu gewährleisten, sie nutzerfreundlich unter einem Leitbild oder nach einem Schwerpunkt gestalten zu können.

Die Heidelberger Modellsammlung beinhaltet überaus wertvolle Objekten, sie umfasst viele Modelle von bekannten aber auch unbekannten Firmen, Objekte die Seltenheitswert besitzen und mit der Zeit sogar einzigartig wurden. Die vielen Duplikate aber auch Unikate, so etwa die bereits genannten Modelle, werden heute als wertvolles mobiles Kulturgut und historisches Gedächtnis des Hauses geschätzt. Sie zeugen von international vernetzter Forschungstätigkeit und von Materialität, die oft nur durch die Abwesenheit moderner, elektronischer Dokumentationstechniken geschaffen werden konnte. Und sie ermöglichten bereits vielfach Forschern aus aller Welt, durch die Digitalisierung und Zurverfügungstellung der Objekte im Internet, sich in weiterführenden Studien mit diesen zu beschäftigen.

Sammlungen können aber auch aufdecken, wie sich die Fachwelt, der sie entstammen, entwickelt hat, sie können identitätsstiftend sein und durchaus in die moderne Lehre miteinbezogen werden. Sie erzählen Geschichten über Berufsstände, über Recht und Unrecht, legen die Entwicklung der Technik dar, können aber auch über Herrschaftsstrukturen oder Denkstrukturen berichten. Darüber hinaus schärfen sie den genauen Blick auf die sichtbare Objektebene, auf die beabsichtigte und unbeabsichtigte Bedeutung, fordern eine Interpretation ein und ermöglichen Studierenden »hands-on« wissenschaftliches Arbeiten am historischen Objekt. In Falle der Heidelberger Anatomie wurden, ganz im Sinne der »kontextuellen Kriterien«, durch die Aufarbeitungen inneruniversitäre aber auch nationale und internationale Netzwerke gebildet, und eine umfassende wissenschaftliche Arbeit über die Anatomische Sammlung und ihre Akteure verfasst (Doll 2013). Dieses Buch will, basierend auf dieser Arbeit, eine chronologische Übersicht über die Ereignisse in Lehre und Forschung und deren Produkte geben, die für lange Zeit eine elementare Rolle im Leben der Heidelberger Anatomen spielten.

3

2000	**Kriz** Wilhelm 1974-2005
	Ferner Helmut 1961-1972
1950	**Hoepke** Hermann 1945-1961
	Goerttler Kurt 1935-1945
	Hirt August 1935
	Kallius Erich 1921-1935
	Braus Hermann 1912-1921
	Fürbringer Max 1901-1912
1900	**Gegenbaur** Carl 1873-1901
	Arnold Friedrich 1852-1873
1850	**Henle** Jacob 1849-1852
	Tiedemann Friedrich 1816-1849
1805	**Ackermann** Jacob Fidelis 1805-1815

Lehrstuhl I

Kirsch
Joachim
2003- heute

Fahimi
Darius
1975-2003

Kantner
Max
1968-1973

Lehrstuhl II

seit 1988
**Anatomie und
Zellbiologie**

Skutella
Thomas
2010- heute

Unsicker
Klaus
1992-2009

Forssmann
Wolf-Georg
1971-1992

Lehrstuhl III

seit 1988
Neuroanatomie

Kuner
Thomas
2012- heute

**Funktionelle
Neuroanatomie**

Reinbach
Wolfgisbert
1973-1978

**Vergleichende &
Topo-
graphische
Anatomie**

☐ **Abb. 3.1** Lehrstuhl

Lehrmittel in Gebrauch

Sara Doll

S. Doll et al., *Wenn der Tod dem Leben dient – Der Mensch als Lehrmittel*,
DOI 10.1007/978-3-662-52674-3_4, © Springer-Verlag GmbH Deutschland 2017

4.1   Präparate und Modelle in der Lehre – Eine Einführung

Das Fundament, um heute Studierenden der Medizin den Körperbau des Menschen erklären zu können, bildet an vielen Universitäten Deutschlands das Studium an verstorbenen Menschen. Im sogenannten makroskopischen Präparierkurs erlernen die angehenden Mediziner nicht nur Strukturen wie Organe oder Gefäße zu erkennen und darzustellen, sondern darüber hinaus auch deren Funktion und Lagebeziehung zueinander kennen.

Dies wird durch das Körperspendesystem ermöglicht. Menschen, die sich der Wissenschaft und Lehre zur Verfügung stellen wollen, können sich an ein Anatomisches Institut in ihrer Nähe wenden, um ihren Körper nach dem Tode zu vermachen. Die eigenhändig unterschriebene »Letztwillige Verfügung« regelt dies nach den jeweilig gültigen Regeln. Nach dem Ableben wird der Körper in der Anatomie mittels Chemikalien vor der Verwesung geschützt und den Studierenden, unter Leitung erfahrener Dozenten, studentischer Tutoren und Präparatoren, zur Verfügung gestellt. Dieses Programm wurde, auch durch die Verbreitung durch die Presse, erstmals in den 1950er-Jahren eingeführt. Sogar in Illustrierten wurde offen dafür geworben. Die Institutsleiter mussten jedoch in den Anfängen des Körperspendesystems häufig gegen die irrige Annahme Stellung beziehen, dass die potenziellen Spender Geld für Ihren Körper bekämen (UAH B-6417/2, undatiert)[1]. In dieser Zeit konnten sich die Anatomen jedoch noch zusätzlich auf gesetzliche Regelungen, die sogenannten Verordnungen, verlassen, die an die Institute zu liefernde Personengruppen definierten. Das am 21. Juli 1970 erschienene Bestattungsgesetz Baden-Württembergs hob die bis dato geltenden Verordnungen offiziell auf. Der Paragraph 42 des Gesetzes definiert seither hauptsächlich, welche Papiere für die Bestattung vorgelegt werden müssen und dass die Institute für die Beerdigung zuständig sind. Mit dieser neuen Ordnung wurden erstmals die seit über 400 Jahren geltenden Regelungen außer Kraft gesetzt (Doll 2013, S. 85).

Das Körperspendeprogramm trat jetzt komplett an dessen Stelle und ist seither für viele Anatomien ein Garant, um den Unterricht für die Studierenden durchführen zu können.

Die Entwicklung der Leichenablieferung, im Zusammenspiel sowohl mit den Sammlungsaktivitäten und Objekten darin als auch der Unterrichtsdurchführung, soll hier ab dem 16. Jahrhundert nachgezeichnet werden. Diese Beschäftigung klärt nicht nur Fragen der Herkunft, sondern kann darüber hinaus auch die »Bedeutungs-Veränderung« der Objekte aufdecken und ermöglicht, ganz im Sinne des Wissenschaftsrates, neue Forschungsrichtungen am mobilen Kulturgut »Präparat und Co«, denn »eine wissenschaftliche Sammlung ist zugleich Objekt, Werkzeug und Produkt der Wissenschaft« (Wissenschaftsrat 2011, S. 11).

4.2   Die ersten Leichenöffnungen auf dem Anatomischen Theater

Im Jahr 1386 wurde die Universität mit ihrer juristischen, theologischen und artistischen (philosophischen) Fakultät gegründet (Wolgast 1985, S.3). Die Medizinische Fakultät wurde etwa zwei Jahre später, Ende des Jahres 1387, angegliedert und erst im Jahr 1805 wurde ein neugegründeter Lehrstuhl für Anatomie durch den Mediziner Fidelius Ackermann (1765–1815) besetzt.

---

1 UAH, B-6417/2, undatierter Vordruck aus der Heidelberger Anatomie: »Von Ihrem Schreiben vom … haben wir Kenntnis genommen. Offenbar sind Sie der landläufigen Meinung, daß man seinen Körper zu Studienzwecken nach dem Tode verkaufen könne. Leider müssen wir Ihnen mitteilen, daß es sich hier um eine zwar verbreitete aber nichtsdestoweniger völlig unzutreffende Absicht handelt. Hochachtungsvoll!«.

Aber schon weit vor diesem Datum wurden in Heidelberg zum Zwecke des Unterrichts für Chirurgen oder auch Hebammen Leichen geöffnet. Die ersten Gesetze zur Regelung der Einlieferung von Leichen wurden vermutlich im Jahr 1558 durch den Kurfürsten Ottheinrich (1502–1559) erlassen (Stübler 1926, S. 37). Ottheinrich sah vor, dass sowohl verurteilte und mit dem Schwert hingerichtete Verbrecher als auch verstorbene Erkrankte – mit der Einwilligung der Verwandten – zergliedert werden sollten (Thorbecke 1891, S. 83).

Dies betrachtete der Kurfürst auch als probates Mittel Leiden, die letztendlich todesursächlich waren, zu ermitteln. Heidelberg versuchte mit dieser Anordnung Schritt zu halten, denn in anderen Universitäten war dies schon seit Jahren gang und gäbe: Montpellier sah dies seit 1376 und Tübingen seit 1482 vor (Doll 2013, S. 39).

Der Unterricht fand in der Dreikönigsgasse statt, das Haus wurde auch durch die juristische Fakultät belegt (Stübler 1926, S. 23–27). Da sicher nicht sehr viele Menschen im »Theatrum Anatomicum« seziert wurden, kam es mutmaßlich nicht zu großen Konflikten. In anderen Universitäten wich man ob des Mangels an menschlichen Leichnamen auf verstorbene Tierkörper aus. Dies wurde in Heidelberg sicher nicht anders gehandhabt. Im Jahr 1569 wurde für 50 Gulden das erste Lehrmittel, ein Skelett, erworben. Zu dieser Zeit gab es vermutlich nicht mehr als fünf Zuhörer! Im Jahr 1593 bekamen die Mediziner einen botanischen Garten zugesprochen, hier sollten sie die Arzneikunde erlernen (Hautz 1980, S. 54 u. 59). Der Lehrbetrieb kam während des Dreißigjährigen Krieges (1618–1648) zum Erliegen. Jacob Israel (1621–1674) war einer der ersten Mediziner, der in Heidelberg nach den Erlebnissen des Krieges Anatomie, Pathologie und Physiologie unterrichten sollte. Zwischen 1655 und 1673 fanden nur einige wenige Leichenöffnungen statt (Pressestelle Universität 1936). Sie wurden häufig öffentlich und über mehrere Tage vor zahlendem Publikum durchgeführt. Bei diesen Ereignissen wurden meist hingerichtete Personen zergliedert und die zu Lebzeiten verhängte Strafe wurde so in gewisser Weise postmortal verlängert (Eckart 2013, S. 78).

Diese Kombination aus »Sanktion und Sektion« sollte den Medizinern jahrhundertelang Probleme bereiten, denn sie hielt sich in den Köpfen der Menschen fest und erzeugte einen starken Widerwillen gegen diese Art von »verlängerter Strafe«. Bei den Sektionen im Anatomischen Theater gab es vorgeschriebene Sitzordnungen, Eintrittskarten und eine strenge Hierarchie. Ein Professor leitete die Sektion, die durch den Prosektor durchgeführt wurde und ein Demonstrator zeigte mit Hilfe eines Stockes auf die dargestellten Strukturen. Das Eintrittsgeld stieg sogar in die Höhe, wenn neben der normalen Demonstration auch Geschlechtsorgane präpariert werden sollten (Puschmann 1889, S. 331). Es wurden auch private Sektionen durchgeführt, sie fanden im Rahmen des Unterrichts für Mediziner oder Hebammen und unter Ausschluss der Öffentlichkeit statt. Eine erste dokumentierte Erweiterung der Personengruppe, die zur Anatomie gebracht werden sollte, fand statt, als der bis heute bekannte Mediziner Johann Conrad Brunner (1653–1727) nach Heidelberg berufen wurde. Er benötigte für seine Studien mehr Leichname als offensichtlich eingeliefert wurden, sodass neben Delinquenten und Erkrankten nun auch verstorbene Soldaten gebracht und geöffnet werden sollten (Stübler 1926, S. 76). Aber trotz seiner Bitte wurden zu dieser Zeit nicht viele Personen zur Anatomie gebracht. Im Jahr 1680 beklagte man sich auf einer Senatssitzung über die geringe Frequenz des Unterrichts auf dem Anatomischen Theater (Hautz 1980, S. 138). Eine weitere Ausdehnung auf arme Mitbürger und solche, die in den Krankenhäusern verstarben, ist für das Jahr 1743 dokumentiert und ermöglicht bereits einen Ausblick auf die Problematik, mit der die Mediziner nach der Gründung des Anatomischen Instituts zu kämpfen hatten: Es gab zwar Vorschriften, aber oft führten diese aus verschiedenen Gründen nicht zum gewünschten Erfolg (Stübler 1926, S. 121–122). Ende des 18. Jahrhunderts, im Jahr 1779 beklagte, sich bereits der Mediziner Franz

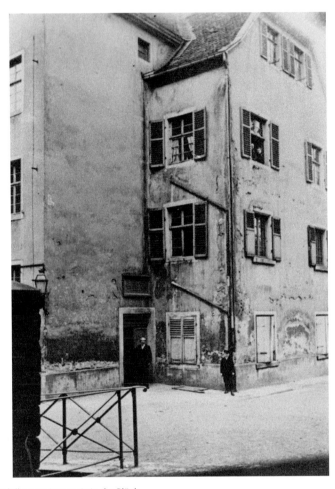

Anton Mai (1742–1814) über mangelnde Zahlen an Leichnamen und der damit verbundenen fehlenden Unterrichtstätigkeit. Er bezeichnete die Heidelberger Anatomie, die sich mutmaßlich seit ca. 1770 in der »Plöck«, an der Ecke zur Sandgasse befand, als eine »Schaubühne des Mangels und der Armut« (Stübler 1926, S. 127) (◘ Abb. 4.1).

Neben der Strategie, immer weitere Personengruppen zu charakterisieren, die nach ihrem Ableben unfreiwillig zur Anatomie gebracht werden sollten, gab es eine weitere und neue Taktik der Obrigkeit: Kurfürst Karl Theodor (1724–1799) definierte im Jahr 1786 darüber hinaus ausführlich die Regionen, aus der die Verstorbenen zu liefern seien (Thorbecke 1891, S. 347).

Inhaftierte, Invaliden, uneheliche Kinder, sie alle sollten nun zusätzlich zu den bereits genannten Personengruppen aus der Heidelberger Umgebung, den Mannheimer Oberämtern, aus Dilsberg und Schwetzingen in die Anatomie Heidelbergs eingeliefert werden.

Die Gründung des Anatomischen Instituts – Unruhige Zeiten

Sara Doll

S. Doll et al., *Wenn der Tod dem Leben dient – Der Mensch als Lehrmittel*,
DOI 10.1007/978-3-662-52674-3_5, © Springer-Verlag GmbH Deutschland 2017

5.1   Fidelis Ackermann – Ein Anatom gegen die Schädellehre

Nachdem Kurfürst Karl Friedrich von Baden (1728–1811) die Universität reorganisiert hatte, wurde im Jahr 1803 auch der erste Lehrstuhl für Anatomie gegründet. Als erster Ordinarius wurde Fidelis Ackermann (1765–1815) berufen. (◘ Abb. 5.1) Ackermann war ein selbstbewusst auftretender Mann, der über sich selber sagte:

» ... daß ich mich nie durch das Ansehen anderer habe täuschen lassen, und daß ich daher
gerne offenherzig, und nach meiner innern Ueberzeugung laut die Wahrheit sage, wo ich
sie finde, und dann noch, wenn die ganze kunstverständige Welt das Gegentheil davon
behaupten sollte (Ackermann 1806, S. 4).

Diese Worte wurden in einem Buch veröffentlicht, das in insgesamt 180 Paragraphen gewissenhaft die damals außerordentlich populäre Schädellehre (Phrenologie) seines Mediziner Kollegen Franz Joseph Gall (1758–1828) widerlegen sollte (Ackermann, 1806). Gall postulierte einen engen Zusammenhang zwischen der äußeren Form des Schädels und dadurch verursachten charakterlichen Eigenschaften. Selbst Goethe soll zu den Anhängern dieser These gezählt haben und besuchte Galls Vorlesungen mehrfach (Sydow 2012, S. 63). In drei Abschnitten und äußerst offenen Worten bestritt Ackermann jedoch die »Gallsche Hirnlehre« und versuchte, die »Schedellehre« und »Organenlehre« Lügen zu strafen. Er bezeichnete Galls Erklärungen schlichtweg als unstatthaft, irrig, unrichtig, fehlerhaft und unlogisch. Natürlich konnte der so bloßgestellte diese Schmach nicht auf sich sitzen lassen und reiste im Februar 1807 nach Heidelberg, um dort im Anatomischen Theater gegen Gall vor aller Öffentlichkeit anzutreten. Im Laufe des Aufeinandertreffens wurde Ackermann jedoch ungehalten und argumentierte auf einer emotionalen Ebene, schrie Gall an und verrannte sich in seiner Argumentation. Auch die Wahl seiner Präparate, die er zur Demonstration seiner Meinung präsentieren wollte, schien

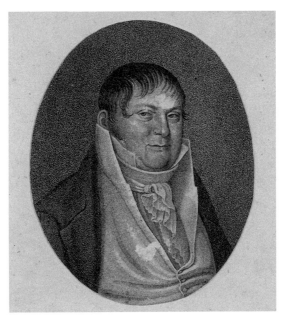

◘ **Abb. 5.1** Fidelis Ackermann (1765-1815)

ungeschickt und so bestätigte die heimische Presse Gall und nicht Ackermann ein absolut professionelles und überlegenes Auftreten (Doll 2012, S. 249).

5.2   Arbeiten im Kloster

Ackermann konnte in einem umgebauten Dominikanerkloster in der Brunnengasse arbeiten. Das Gebäude erwarb der Kurfürst für etwa 11.000 Gulden extra für die universitäre Lehre (◘ Abb. 5.2) (Kußmaul 1899, S. 193). Im Chor befand sich das Anatomische Theater, ein zweistöckiger Sektionsbereich wurde in das Kirchenschiff verbracht, es gab eine »Macerationsküche«, in welcher Knochen zubereitet wurden, einen Raum extra für die Skelettzubereitung, eine Knochenbleiche, in der Sakristei war die Leichenkammer und es gab ausgewiesene Bereiche für die ausgestellten Lehrmittel. Im Gebäudekomplex befand sich auch die Zoologie, die vielleicht ebenfalls eigene Präparate ausstellte (Heidelberger Jahrbuch 1820, S. 33–36).

Ackermann bekam vom ehemaligen Prosektor Franz Xaver Moser (1747–1833) eine Präparate-Aufzählung überreicht (UAH, K-IV/1-58/1, Datum unbekannt). Diese umfasste etwa 1.000 Präparate, die nach Erstellungstechnik und Aufbewahrungsart geordnet in verschiedenen Depositorien gelagert wurden. Nach seiner Ordnung wurden diese Schränke mit Buchstaben bezeichnet und die hier eingestellten Lehrobjekte katalogisierte er mit Buchstaben und Nummern. Es wurde wie folgt aufgeführt:

I.   Physiologische, menschliche Präparate
II.   Objekte aus der Tierwelt
III. Pathologisch veränderte Präparate
IV.   Abnormitäten

Moser, der neben seiner Tätigkeit als Prosektor in der Anatomie auch als Chirurg tätig war, erstellte daher auch nicht verwunderlich über die Hälfte seiner Präparate aus dem Themenbe-

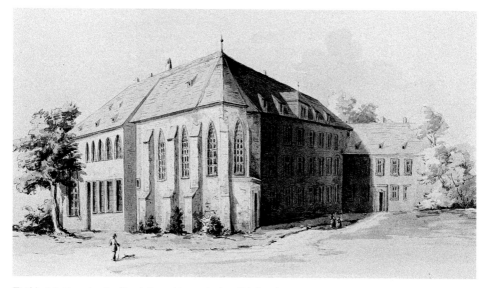

◘ Abb. 5.2 Umgebautes Dominikanerkloster, in dem Fidelis Ackermann arbeitete

reich des Bewegungsapparates. Im Anatomischen Theater unterrichtete er im Wintersemester täglich von 14:00 bis 15:00 Uhr die Zergliederungskunst, »...Scharschmidts anatomische Tabellen, Frankfurt 1788 geben den Leitfaden.« Das Buch von August Schaarschmidt (1720–1791), der Professor für Chirurgie und Hebammenkunst war, richtete sich an Wundärzte in der Ausbildung. An der Zielgruppe der Chirurgen orientiert unterrichtete Moser zusätzlich »...wie gewöhnlich, die chirurgischen Operationen an todten Körpern praktisch.« Als Standardwerk benennt das Vorlesungsverzeichnis aus den Jahren 1798-1799 Bertrands Abhandlung chirurgischer Operationen aus Wien, publiziert im Jahr 1770.

5.3   Darstellung von Knochen

Als benötigte Lehrmittel stellte Moser Skelette her, präsentierte daneben einzelne Knochen, Gefäßausgüsse oder krankhaft veränderten Strukturen. Die katalogisierten Präparate wurden mit den damals üblichen Techniken erstellt. Eine der ältesten darunter ist sicherlich die Darstellung von gereinigten und gebleichten Knochen in Form von Einzelknochen oder Montagen. Diese konnten auf zwei unterschiedliche Macharten verfertigt werden: Der Präparator konnte sie als »natürliches« oder als »künstliches« Skelett zubereiten (◘ Abb. 5.3). Diese Attribute bezeichneten hier nicht die Beschaffenheit des Materials – beide bestanden aus

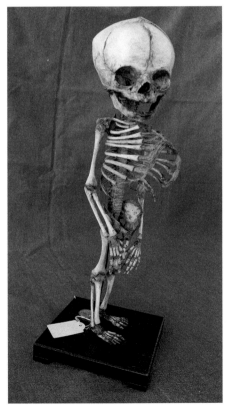

◘ **Abb. 5.3** »Natürliches« Kinderskelett

echtem Knochen –, sondern sie kennzeichneten die Herstellungstechnik. Während ein künstliches Skelett durch das Einbringen von Schrauben, Drähte oder Stangen den Lernenden befähigte, die einzelnen Teile miteinander artikulieren zu lassen, blieb das natürliche Skelett mehr oder minder starr und bewegungslos. An den gereinigten Knochen des natürlichen Skelettes verschonte der Zergliederer die natürlich vorhandenen Bänder und Gelenke, doch je länger ein solches Präparat präsentiert wurde, desto spröder wurden die dargestellten Strukturen und konnten deshalb bei Bewegung zerreißen (Fischer 1791, S. 59–60). Im Laufe der Zeit wurden die so erhaltenen Strukturen auch unschön gelblich-ockerfarben, da noch vorhandenes Fett austrat und sich dort sichtbar ablagerte. Beide Arten der Darstellung ergänzten sich jedoch und konnten zu Lehrzwecke gemeinsam verwendet werden.

5.4 Einspritzungen von Wachs

Darüber hinaus nahm Ackermann auch Einspritzungen mit wächsernen Injektionsmaßen vor, die es ermöglichten, Hohlräume wie das Gefäßsystem gesondert darzustellen. Es gab jedoch mannigfaltige Schwierigkeiten bei der Erstellung solcher Präparate, sodass es jedem Novizen angeraten war, sich eigene Erfahrung anzueignen. Die Rezepte der Wachsmasse konnten zwar der einschlägigen Literatur entnommen werden, allein die Ausführung blieb für den Anfänger schwierig. Moser berichtet in seinem Katalog zum Beispiel über einen ganzen Körper, der mit eingespritzem Gefäßsystem und mit zusätzlich dargestellten Nerven, »in einem Kasten von Bley« in Weingeist aufbewahrt wurde. Dieses Präparat wurde sicherlich von einem sehr erfahrenen Präparator erstellt, denn neben der Mischung von verschiedenen Massen, musste auch die Temperatur derselben und des Leichnams oder dessen zu behandelnden Teile bedacht werden. Um das Wachs einspritzen zu können, verbrachte man ganze Körper oder Teile davon in möglichst konstant warmes Wasser, damit die Masse nicht inmitten der Arbeit und darzustellendem Hohlraum aushärten würde. Eine optimale Temperatur findet man in der damals gängigen Literatur indes nicht angegeben und musste also durch Erfahrung eigenständig ermittelt werden. Viele der Präparate wurden nach der Behandlung aber auch in geschlossenen Gläsern mit Weingeist aufbewahrt oder als Trockenpräparat ausgestellt. Die letztgenannten wurden, nach der Präparation und anschließender Trocknung, mit Firnis bestrichen und unter zum Beispiel Glashauben gestellt, um sie vor dem Verfall und Insektenbefall zu schützen (Fischer 1791, S. 169–205).

Viele der im Katalog durch Moser aufgezeichneten Präparate waren schon ein paar Jahre später in sehr schlechtem Zustand. Etliche mit Weingeist gefüllte Gläser waren nicht akkurat verschlossen worden, sodass der Alkohol verfliegen konnte und die Präparate vertrockneten.

Ackermann brachte bei seiner Ankunft eine Reihe von eigenen Präparaten mit, die er neben den vorhandenen für den Unterricht verwenden konnte. Unter heutigem Gesichtspunkt ist sicher schwer nachzuvollziehen, dass menschliche Präparate tatsächlich als Eigentum desjenigen, der sie erstellte, aufgefasst wurden. Sie waren jedoch nicht nur äußerliches Zeichen für eine große manuelle Geschicklichkeit, die Fähigkeit mit verschiedenen technischen Widrigkeiten umgehen zu können, sondern sie demonstrierten auch Prestige und Reichtum an benötigtem Materialien wie Glas, Chemikalien, Wachs oder Holz, um Verstorbenen überhaupt »bearbeiten« und dadurch in ein Präparat »überführen« zu können. Daneben ermöglichten diese Präparate natürlich auch in solchen Zeiten, in denen keine Verstorbenen eingeliefert wurden, den studentischen Unterricht weiterhin durchführen zu können. Sie waren also, neben Abbildungen und Modellen ein Garant und essenzielles Unterrichtsmittel für die Mediziner.

Je mehr Präparate mitgebracht wurden, desto mehr schien der Unterricht gesichert und desto mehr wuchs das Ansehen der Institution selbst. Carl Cäsar Leonhard (1779-1862) schrieb im »Fremdenbuch für Heidelberg und die Umgebung« über das anatomische Institut und dessen Sammlung:

> » Nach dem Urtheile fremder Gelehrter vom Fache gehört sie zu den ausgezeichnetsten und
> am zweckmäßigsten eingerichteten Deutschlands. ... Die anatomische Sammlung, welche
> aus nahe an dreitausend wohl erhaltenen Präparaten, zur Erläuterung der Organisation des
> Menschen und der Thiere dienend, besteht, ist eine der grössten und reichsten (Leonhard
> 1834, S. 93–95).

Eindrücklicher konnte man sicherlich nicht das Image unterstreichen.

5.5   Schinderhannes und Schwarzer Jonas

Die gewiss bis heute populärsten Präparate, die natürlichen Skelette der Räuber Schinderhannes (Johannes Bückler, 1779–1803, ◘ Abb. 5.4) und Schwarzer Jonas (Christian Reinhard 1774–1803, ◘ Abb. 5.5), brachte Ackermann aus Mainz mit. Dort wurden die beiden mit 18 anderen Räubern aus einer Bande wegen bewaffneter Raubüberfälle am 21. November 1803 mit der Guillotine hingerichtet (Bayerlein 2003). Beide Räuber wurden ebenfalls im Fremdenbuch erwähnt, jedoch benennt der Autor den Räuber Schwarzer Jonas aus Versehen als Schwarzer Peter (Johan Peter Petri 1752–1834). Beide waren tatsächlich Bandenmitglieder der Schinderhannes-Bande, der Schwarze Peter jedoch wurde nicht hingerichtet, sondern verstarb laut dem Autor Ernst Probst im Alter von 83 Jahren in seinem Geburtsort Burgen.[1] Dokumentiert wurde der richtige Name durch einen Briefwechsel, den der Bruder von Fidelis Ackermann Richard mit der Universität führte. Dieser wollte, nach dem plötzlichen Tod von Fidelis im Jahr 1815, dessen Privatsammlung verkaufen. Für alle Präparate, egal ob diese mitgebracht oder in Heidelberg selbst erstellt wurden, wollte er nach einer professionellen Schätzung und Auflistung der Sammlungsobjekte durch Dr. Friedrich Wilhelm Sukow (1770–1838), Mediziner und Kustos des Mannheimer Naturhistorischen Museums, im Januar 1816 knapp über 1.200 Gulden haben (UAH, RA 6165, 30.1.1816). Hier taucht der Schwarzen Peter nicht auf, sondern der richtige Räubername Schwarzer Jonas wird genannt. Wenige Tage nach dem Angebot beratschlagte sich bereits der Senat mit dem Mediziner Moser und man beschloss, die Sammlung als erhaltenswert zu betrachten und wenn möglich anzukaufen (UAH, RA, 6165, Bericht 322). Richard Ackermann präsentierte im Mai 1816 einen weiteren Kaufinteressenten, mutmaßlich um den Druck auf die Universität zu erhöhen. Möglicherweise weil die Uni Interesse an der gesamten Sammlung zeigte, der andere Interessent jedoch nur einzelne Exponate erwerben wollte, verkaufte Ackermann die komplette Sammlung seines Bruders nun doch im Juli 1816 für nur 250 Gulden an das Anatomische Institut (UAH, RA 6165, 25.7.1816). Dies war bis zum Juni 1816 fast der komplette Jahresetat der Abteilung, der lediglich bei 300 Gulden lag! Kurz vor dem Erwerb der Objekte wurde der Etat auf nunmehr 650 Gulden erhöht, sodass der Erwerb kein Problem mehr darstellte (UAH, RA 6165, 30.6.1816). In der Sammlung, die in zwei Abteilungen aufgeliedert wurde, befanden sich zu diesem Zeitpunkt in der Abteilung »I. Präparate, die der Hofrath von Jena auf Heidelberg mitbrachte« u. a. ein vollständiges »Arterien-Scelett« für 220 Gulden, das

---

1 http://www.fachzeitungen.de/pressemeldungen/raetsel-um-raeuber-schwarzer-peter-geloest-1049214/, 26.2.2016 13:00 Uhr.

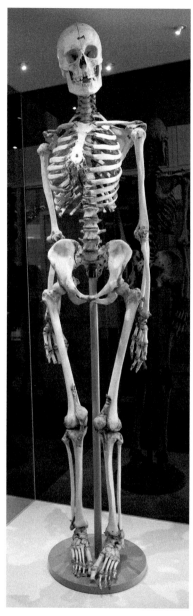

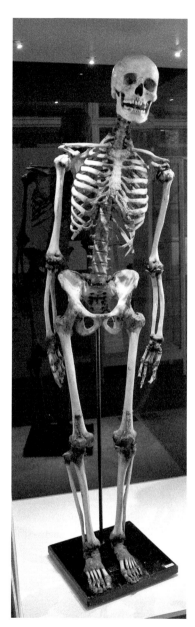

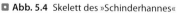

☐ **Abb. 5.4** Skelett des »Schinderhannes« ☐ **Abb. 5.5** Skelett des Schwarzen Jonas

»natürliche Scelett des Schwarzen Jonas« und das des Schinderhannes, ein »künstliches Scelett eines Negers«, viele Injektionspräparate, ein Hautpräparat mit Injektion der Kapillargefäße und das Skelett eines Kindes. In der Abteilung »II. Präparathe, welche der Hofrath hier gefertigt hat« befanden sich injizierte Gehirne, Hirne im Zusammenhang mit dem knöchernen Schädel, eine für 20 Gulden taxierte »corrodierte Leber«, zwölf injizierte Augenpräparate und zwei mit Quecksilber injizierte »Weiberbrüste« zu je 16 Gulden.

Das Skelett des Schwarzen Jonas wurde allerdings nicht nur mit dem des Schwarzen Peter verwechselt. Über Jahre hinweg, unklar ist bis heute seit wann, stand es als »Räuber Hölzerlips« (Georg Philipp Lang 1770–1812) beschriftet in der Anatomie ausgestellt. Lang wurde im Jahr 1812 in Heidelberg hingerichtet, auch er verdiente sich seinen Lebensunterhalt durch Gaunereien. Am 1.5.1811 überfiel er mit einigen seiner Spießgesellen auf der Straße zwischen Laudenbach und Hemsbach die Kutsche des Schweizer Kaufmanns Hans Jacob Rieter (1766–1811), wobei es zu brutaler Gewaltanwendung gegen den Kopf des Tuchhändlers kam. Infolge des rücksichtslosen Überfalls verstarb der Mann nur Tage später in Heidelberg. Sein Grab befindet sich heute auf dem Friedhof der Peterskirche in der Plöck in Heidelberg. Einige der Bandenmitglieder wurde am 31.7.1812 auf dem Heidelberger Marktplatz geköpft, andere zu lebenslanger Kettenhaft in Mannheim verurteilt. Darunter befand sich im Übrigen auch einer der Söhne des Schwarzen Peters, Johann Andreas Petri genannt Köhlers Andreas (1792– unbekannt). Präparate, die von bekannten Verbrechern stammten, wurden traditionell in den Sammlungskatalogen mit Namen benannt. Da in keinem der überlieferten Bücher der Räuber Hölzerlips als Eingang Erwähnung fand ist es eher unwahrscheinlich, dass dieser als Dauerpräparat aufbewahrt wurde – obwohl er nach der damals gängigen Rechtspraxis zur Anatomie gebracht worden sein musste. Vielleicht wurde er, wie die anderen Verstorbenen auch, nach der »Anatomisierung« auf dem St. Anna Friedhof in Heidelberg bestattet? Im Katalog des Anatomen Friedrich Tiedemann (1781-1861) wurde das Präparat I1.B3 als Skelett des Räubers »Schwarzer Peter« gekennzeichnet, der Irrtum wurde bemerkt, der Name durchgestrichen und Jonas dahinter geschrieben (UAH, K-IV/1-58/11, Katalog). Außerdem weist das Skelett des Schwarzen Jonas in einer Beckenschaufel die mit schwarzer Tinte geschriebene Sammlungsnummer 315 auf, diese wurde im Katalog des Heidelberger Anatomen Jacob Henle (1809-1885) als die des Räubers Schwarzer Jonas gekennzeichnet. Eine sich in einem Sammlungsbuch wiederfindende Inventarnummer konnte bis dato für den Räuber Schinderhannes nicht gefunden werden!

Im Jahr 1857 schrieb der Frankfurter Anatom Johann Christian Lucae (1814–1885) eine Abhandlung über die Morphologie normaler und krankhaft verformter menschlicher Schädel. Er dokumentierte seine Befunde mit sehr genauen und zum Teil farbigen Zeichnungen der untersuchten Objekte. Darunter befanden sich auch die Schädel der beiden Räuber Schinderhannes und Schwarzer Jonas (bei ihm noch fälschlicherweise Schwarzer Peter genannt). Bei genauerer Betrachtung fällt dem aufmerksamen Betrachter heute auf, dass weder der Schädel des Schinderhannes, noch der des Schwarzen Jonas mit den Zeichnungen von Lucae übereinstimmen. Dies kann mehrere Gründe haben: Vielleicht gab Lucae die Schädel nicht zurück oder vielleicht wurden sie ersetzt, weil sie defekt waren und die Skelette als Ausstellungsstücke auf jeden Fall der Sammlung erhalten bleiben sollten? Skelette ohne Schädel würden sicher weniger repräsentativ ausstellen lassen als solche mit, sodass es in dieser Logik nur natürlich gewesen sein konnte, die Schädel durch andere zu ersetzen.

Fasst man also die Befundlage für die Räuber zusammen kann man sagen: Man muss definitiv die Schädel und den Rest des Körpers gesondert betrachten ! Resultierend ist das Skelett (bis eben auf den Schädel) mutmaßlich das des Schwarzen Jonas. Der Schädel des Schinderhannes gehört ebenfalls einer unbekannten Person und das Skelett des Schinderhannes kann, muss aber nicht das des Schinderhannes sein. Diese Aussage ist sicherlich nicht für alle zufriedenstellend, aber die Sachlage lässt momentan keine eindeutigeren Aussagen zu.

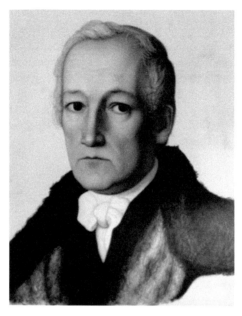

Abb. 5.6 Friedrich Tiedemann (1781–1861)

5.6   Friedrich Tiedemann, Beruf: Anatom

» Aerzte ohne Anatomie gleichen den Maulwürfen. Sie arbeiten im Dunkeln und ihrer Hände
Tagewerk sind – Erdhügel. Friedrich Tiedemann (Kussmaul 1899, S. 197).

Im Jahr 1815 übernahm der bekannte Anatom Tiedemann den Lehrstuhl Ackermanns in der
Heidelberger Anatomie ◘ Abb. 5.6). Der sicherlich bekannteste Spruch des ersten hauptamtlich
arbeitenden Anatomen in Heidelberg definiert selbstbewusst seine Eigeneinschätzung. Bemühte sich Ackermann auch noch neben seiner Stellung als Anatom um das Wohl lebender Patienten
– er gründete eine Poliklinik in Heidelberg, in der er selbst mittellose Mitmenschen behandelte
und junge Mediziner unterrichten wollte –, stellte Tiedemann seine Talente ganz und gar in den
Dienst der Anatomie und der Studierenden, die er unterrichtete. Er unterrichtete, neben der
»Deskriptiven Anatomie« (eine rein beschreibende Anatomie ohne funktionelle Ansätze) auch
»Embryologie« (die Entwicklung der Lebewesen) und »Vergleichende Anatomie« (die Anatomie
des Menschen im Vergleich zu der des Tieres). Doch damit nicht genug. Er deckte auch Inhalte
aus der Physiologie (physikalische und biochemische Vorgänge in den Organen) und Pathologie
(krankhafte Veränderungen der Organe) ab. Die beiden letztgenannten Fächer wurden in dieser
Zeit noch nicht durch eigenständige Institute repräsentiert und so fühlte sich der Anatom verpflichtet, diese Inhalte ebenfalls an seine Studierenden weiterzugeben.[2] Sein Vorlesungsstil muss
jedoch staubtrocken und nach heutigen Gesichtspunkten wenig ansprechend gewesen sein. Der
Arzt Adolf Kussmaul berichtete über sterbenslangweilige Vorlesungen, zu denen Tiedemann als
»Hohepriester der Wissenschaft« in Talar und Barett vor den Studierenden erschien. Er las, dies

---

2 Der Lehrstuhl Physiologie wurde 1858 erstmals durch Hermann von Helmholtz (1821–1894), der für Pathologie
1866 durch Julius Arnold (1835–1915) besetzt.

war zu dieser Zeit gängige Praxis, tatsächlich und im wahrsten Sinne des Wortes, mit »näselnder, lauter Stimme« vor! Die Studierenden beschäftigten sich, möglichst unauffällig, mit den unter den Bänken abgelegten Büchern, um sich abzulenken (Kußmaul, S. 193–197).

Tiedemann versuchte jahrelang, mehr Leichname für die Lehre zu erhalten, leider oft ohne Erfolg. Er schrieb an das Ministerium, bat um Aufmerksamkeit und schickte sogar, um dem chronischen Mangel auf die Spur zu kommen, einen Mitarbeiter zur Recherche in umliegende Institute und Gemeinden. Da all seine Bemühungen trotzdem nur mangelhaft fruchteten, musste er weiterhin genügend Präparate erstellen und Modelle erwerben, um die Unterrichtstätigkeit gewährleisten zu können.

5.7   Sammeln als Notwendigkeit

Unter Tiedemanns Leitung erfuhr die Sammlung einen enormen Aufschwung, denn oft verwendete er seine Präparate, um an diesen Schaustücken während der Vorlesungen wichtige Sachverhalte erklären zu können. Er präparierte selbst viel und die wenigen, noch vorhandenen Präparate zeugen von seinem hohen handwerklichen Vermögen. Viele Objekte sind leider nur noch in Form von Zeichnungen in seinen zahlreichen Buchveröffentlichungen oder schriftlich fixiert in seinem Sammlungskatalog dokumentiert. Neben den Präparaten, die im eigenen Hause erstellt wurden, konnte er auch zahlreiche Präparate als Schenkung entgegennehmen oder kaufte zum Beispiel eine Reihe von Tierpräparaten an. Die Familie seines verstorbenen Freundes Gottfried Reinhold Treviranus (1776–1837) verkaufte ihm für 250 Gulden dessen Sammlung, eine Schule veräußerte ihm einige Mollusken und ein Gärtner aus Schwetzingen trennte sich zu seinen Gunsten von Vögeln und Säugetieren. Die größte Schenkung jedoch erfuhr Tiedemann durch einen ehemaligen Studenten. Johann Adam Christoph Schott (1805–1860) überließ ihm seine über 360 Präparate umfassende, sehr wertvolle Sammlung. Die ungefähr 3000 Gulden für diese wertvollen Objekte hätte Tiedemann ohnehin niemals bezahlen können (UAH, RA 6165, 12.12.1839). All diese Präparate sind heute leider nicht mehr in der Sammlung zu finden.

Im Heidelberger Jahrbuch wurde bereits 1820, lediglich ein paar Jahre nach Tiedemanns Übernahme der Abteilung, von fast ebenso vielen tierischen wie menschlichen Objekten berichtet (Heidelberger Jahrbuch 1820, S. 35). Seine zoologischen Präparate gruppierte er nach Organen statt nach Spezies. Es wurden unter anderem Trocken- als auch Feuchtpräparate ausgestellt, Kreislauf- und Tastorgane gezeigt, Gefäße oder Entwicklungsstadien präsentiert. In seinem Katalog berichtete Tiedemann sogar von einem Löwenschädel, ganzen zusammenhängenden Darmsystemen von Tieren und Präparaten eines Oktopus (UAH, K-IV/1-58/15, Datum unbekannt).

Die menschlichen Präparate wurden nach ähnlichem System geordnet. Er unterschied, durch unterschiedliche Etikettfarben gekennzeichnet, die Organe im normalen Zustand:
- Organe der Bewegung (Knochen und Bänder),
- Präparate des Nervensystems (Gehirn, Hirnnerven, periphere Nerven),
- Anatomie der Sinneswerkzeuge (Auge, Gehör, Geruch, Geschmack, Haut und Tastorgane),
- Verdauungsorgane (Mund, Speiseröhre, Darm, Leber, Milz und Pankreas),
- Präparate der Respirationsorgane (Kehlkopf, Schilddrüse, Luftröhre und Lungen),
- Präparate des Gefäßsystems (Herz),
- Harnwerkzeuge (Blase, Nieren),
- Präparate der Blutgefäße (Arterien und Venen),
- Präparate der Geschlechtsorgane, Föten und Eihüllen, und Monstrositäten (heute Fehlbildungen genannt)

Im weiteren Verlauf dokumentierte er in seiner zweiten Unterabteilung Organe mit krankhaften Veränderungen. Sie wurden bei Leichenöffnungen gefunden, aus den hiesigen Krankenhäusern abgegeben oder von Ärzten eingesendet. Die Einteilung in »Normal« und »Pathologisch« erscheint im Hinblick auf die Fehlgeburten seltsam, würde man diese doch heutzutage allesamt intuitiv zu den pathologisch veränderten Präparaten zählen. Bei näherer Betrachtung jedoch erkennt man den möglichen Hintergrund seiner Einteilung: Die Ursache der Fehlgeburten lag für den Anatomen in einer »gestörten und trägen Vegetation« und war seiner Meinung nach nicht erworben (Tiedemann, Friedrich 1813). Nur solche wurden im vorliegenden Sammlungskatalog als krankhaft kategorisiert.

Tiedemanns Mitarbeiter Theodor Ludwig Wilhelm Bischoff (1835–1843), Vincenz Fohmann (1794–1837), Ludwig Kobelt (1804–1857) und Anton Nuhn (1814–1889) erstellten viele der Präparate mit den üblichen zeitgenössischen Techniken und Materialien.

5.8 Die ersten Modelle und weitere spektakuläre Präparate

■ Gips- und Wachsmodelle

Neben diesen Objekten erwarb die Heidelberger Anatomie auch erstmals Modelle, die aus verschiedenen Materialien gefertigt wurden. Die Funktion der Modelle wurde in den frühen Sammlungsbüchern allein durch die Wortwahl bereits eindeutig identifiziert: Diese »Nachbildungen« oder »Abbilder« sollten, möglichst auf unbegrenzte Dauer haltbar, die Unterrichtstätigkeit sicherstellen und so gut als technisch ausführbar die »durchschnittlich vorhandene« Natur nachbilden und gleichermaßen definieren. Andere Modelle zeigten wesentlich reduzierte Informationen in und an einem Objekt, sie konnten zum Teil vergrößert oder in Originalgröße gestaltet werden (◘ Abb. 5.7). Mit Wachs imprägnierte Präparate wurden ebenfalls im Sammlungskatalog benannt (◘ Abb. 5.8).

■ Korrosionsmodelle und Einspritzungen

Wurden Hohlräume mit Materialien wie Wachs oder Zink gefüllt, um deren Verlauf darstellen zu können, ließ man sie anschließend durch Chemikalien »zerfressen«. Diese zielgerichtete Zersetzung der umliegenden, natürlichen Gewebestrukturen gab den dann abgegossenen

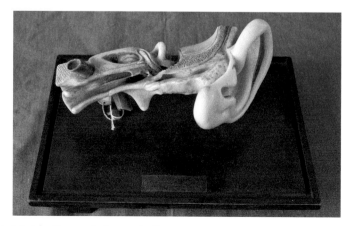

◘ **Abb. 5.7** Modell eines Ohres, gefertigt von der Firma Heinemann aus Braunschweig

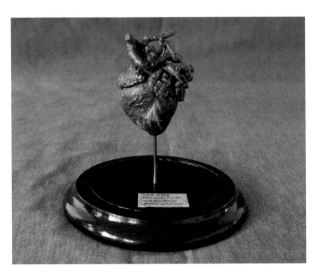

Abb. 5.8 Durch Tiedemann imprägniertes Kinderherz

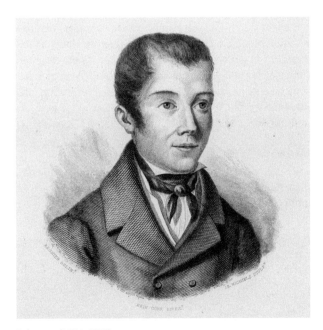

Abb. 5.9 Vincenz Fohmann (1794–1837)

Objekten schließlich ihren bis heute gültigen Namen: Korrosionsmodell. Eine heute nicht mehr verwendete Technik war die Quecksilberinjektion der Lymphgefäße. Damals wurden sie noch Saugadern genannt. Vincenz Fohmann, der Schwiegersohn Tiedemanns, entwickelte sich zu einem ausgewiesenen Spezialisten dieses speziellen Einspritzverfahrens (Abb. 5.9). Leider wurde ihm die Verwendung des »flüssigen Silbers« zum Verhängnis. Er starb in Lüttich, Belgien im Alter von 43 Jahren an einer Metallvergiftung. Im Institut befindet sich bis heute nur

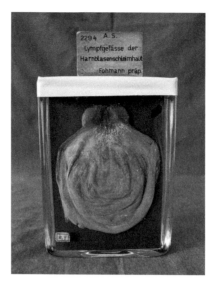

Abb. 5.10 Von Vincenz Fohmann angefertigtes Feuchtpräparat einer Harnblase

ein einziges, durch seine Hand gefertigtes Präparat: Eine geöffnete Harnblase, an der die Lymphgefäße dargestellt wurden (■ Abb. 5.10). Dieses Präparat kommt ohne Korrosion aus und
wurde bis heute als Feuchtpräparat in einem Glas aufbewahrt.

■ Knochenpräparate

Weniger gefährlich für Leib und Leben, aber dennoch absolut spektakulär in der Darstellung,
ist ein von Kobelt erstellter, knöcherner Schädel (■ Abb. 5.11). Hier wurde die oberste Knochen-
schicht akribisch entfernt, um die darunter liegende gefäßführende Schicht, die Diploe, zeigen
zu können (■ Abb. 5.12). An diesem Schädel sind darüber hinaus noch die Austrittslöcher eines
Hirnnerven (N. tigeminus, der Drillingsnerv) dargestellt und die Zahnfächer ausgefräst. Kobelt
wurde zwischen 1837 und 1838 die Möglichkeit geboten, die wichtigsten und größten anatomischen Sammlungen in Deutschland und auch international zu bereisen, um sich dort An-
regungen einzuholen und sich fortbilden zu können. Danach wurde er Prosektor in Heidelberg,
und konnte sein Wissen praktisch anwenden.

Im Jahr 1840 kam es zu einem folgenreichen Streit um einen Präparatefund im »Sections-
saal«. Am 6. März dieses Jahres fanden Studenten (damals durften nur Männer an die Universität,
um zu studieren) während des Präparierkurses weiße Punkte in den Muskeln eines 71-jährigen
Mannes, der in der »Pforzheimer Irrenanstalt« verstorben war und anschließend übersandt
wurde. Kobelt und Bischoff kamen beide herbeigeeilt, um den Fund zu untersuchen, doch nur
Bischoff veröffentlichte den Fall in den »Heidelberger Medicinischen Annalen« (Bischoff 1841).
Dem heftigen Streit um das Recht zu dieser Publikation folgte eine Abmahnung beider Wider-
sacher durch deren Vorgesetzten Tiedemann, doch da Bischoff Tiedemanns Schwiegersohn war,
konnte Kobelt aus diesen Spannungen nur als Verlierer hervorgehen (UAH, K-IV/1-32/1,
5.8.1840). Er musste Heidelberg verlassen. Das Ministerium veranlasste den Tausch mit
Alexander Ecker (1816–1887), der aus Freiburg kommend im Wintersemester 1843/44 als erster
Heidelberger Anatom die »Mikroskopische Anatomie der Gewebe und Organe des menschlichen Körpers« in den hiesigen Stundenplan aufnahm (Vorlesungsverzeichnis 1843–1844).

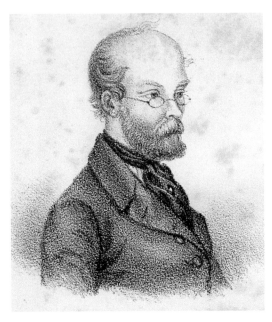

◧ **Abb. 5.11** Ludwig Kobelt (1804–1857)

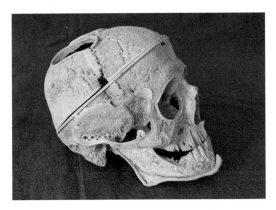

◧ **Abb. 5.12** Von Ludwig Kobelt bearbeiteter Schädel mit sichtbarer Diploe

5.9   Klinische Anatomie

Nuhn präparierte Objekte, die aus allen Bereichen stammten, die Tiedemann zuvor kategorisiert und katalogisiert hatte (◧ Abb. 5.13). Er injizierte Gefäße, präparierte Muskeln oder Organe und fräste knöcherne Strukturen aus. Durch die Festigkeit des menschlichen Knochens sind diese Präparate naturgegeben lange haltbar und zum Teil noch heute im Institut vorhanden. Der 20-jährige Nuhn begann sein Studium im Winter 1834 und wohnte während seines Studiums bei dem nur um ein paar Jahre älteren Anatomiediener Jacob Eberle (1807–1883), der auch im Matrikelbuch der Universität Heidelberg als sein Leumund eingetragen wurde (Toepke 1807–1846). In Heidelberg wurde Anton Nuhn promoviert, arbeitete als Prosektor,

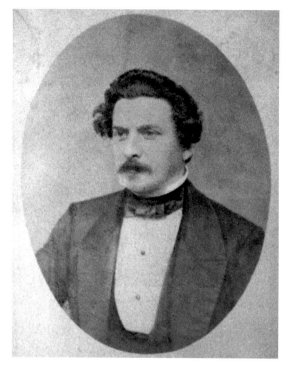

Abb. 5.13 Anton Nuhn (1814–1889)

Privatdozent, außerordentlicher und schließlich Honorarprofessor. Trotz einiger Spannungen mit seinen Kollegen war er wohl ein erfolgreicher Lehrer, der bereits zu dieser Zeit sowohl Unterricht (»Chirurgische Anatomie«) abhielt als auch Bücher mit klinischen Inhalten anbot. In seinem Buch »Chirurgisch-anatomische Tafeln: Abbildungen der chirurgischen Anatomie des Kopfes und des Halses enthaltend« erklärt er seine Ziele und Absichten, die er mit dieser Veröffentlichung verfolgte: Er wollte eine Lücke füllen und einen Schwerpunkt auf chirurgisch-topographische Zusammenhänge legen, damit ein Arzt sich einen Eindruck über die »Bauverhältnisse des Körpers« verschaffen könne (**Abb. 5.14**). Dies könne denselben unterrichten, um sich besser auf Eingriffe vorbereiten zu können und damit wollte Nuhn mit seiner Publikation einen direkten Nutzen für die Patienten erzielen. Er wollte dass

» ... dieses Werk ... seinen Zweck auch möglichst vollkommen erfüllen, d.h. dem Chriurgen und Operateure bei der Ausübung seiner so schwierigen Kunst stets die nöthige Beleuchtung der Bauverhältnisse der verschiedenen Körperstellen gewähren; denn dies wäre mir der süsseste Lohn für die viele Mühe und Opfer, welche ich dem Werke so gerne darbrachte (Nuhn 1846, Vorrede).

Nuhn fügte auch Abbildungen in sein Werk ein, die zu seiner Zeit in Heidelberg eher unüblich waren: Er zersägte ein Präparat in der Mitte und zeigte den Anschnitt des so zerteilten Kopfes. Diese Schnittbildtechnik hielt erst seit der Veröffentlichung aus dem Jahr 1818 von Pieter de Riemer (1760–1831) vermehrt Einzug in die anatomischen Lehrbücher. Aber auch Ärzte waren an dieser neuen, didaktischen Abbildungsart interessiert, konnten doch so einzelne Strukturen rasch miteinander in Beziehung gebracht und ihr Verlauf betrachtet werden, gerade wenn gan-

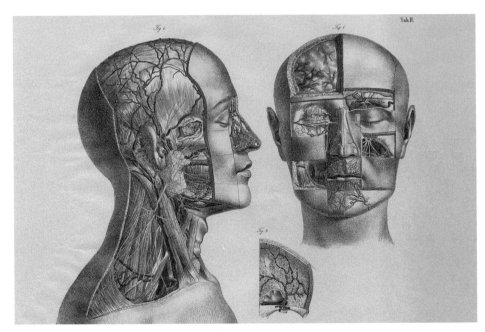

◨ **Abb. 5.14** Abbildung aus Anton Nuhns Buch »Chirurgisch-anatomische Tafeln: Abbildungen der chirurgischen Anatomie des Kopfes und des Halses enthaltend«

ze Serien erstellt und analysiert wurden. Um diese sogenannten »Frostschnitt-Präparate« zu erstellen, froren die Anatomen ganze Leichen oder Teile davon ein, und zersägten diese anschließend mit einer Handsäge. Die Ränder und Schnittflächen mussten nachgearbeitet werden, danach lagerte man die so gefertigten Lehrmittel in Flüssigkeit. Um der immer größer werdenden Popularität dieser Darstellungsmethode Rechnung zu tragen, fertigten Anfang des 20. Jahrhunderts Firmen wie Hammer solche Scheiben her, um sie danach mit zum Beispiel Gips zu reproduzieren und auf Ausstellungen wie der ANAHYGA (Deutsche Anatomische Hygiene Ausstellung, München) als »Wohlgestaltete männliche Leiche im gefrorenen und gehärteten Zustande in Scheiben geschnitten, nach Professor Rüdinger.« zu präsentieren. Wahrlich aufregend: »Das Präparat ist auf einem Ständer montiert und kann aufgeblättert werden wie ein Buch.« (Hammer 1926, S. 28–30)

Nuhn begeisterte seine Kollegen mit seiner Leidenschaft für die klinische Einbindung anatomischer Inhalte wohl kaum. Er wurde von den Kollegen als »Banause« angesehen, dem laut Fürbringer nach seinem Tode wohl keiner besonders nachtrauerte (UHB, Heid.Hs. 3473, undatiert).

Neben Anton Nuhn unterrichteten in dieser Zeit natürlich auch Kliniker am menschlichen Leichnam: Dr. Nebel, ein klinisch tätiger Kollege offerierte im Winter 1844/45 zweimal wöchentlich einen Augenoperationskurs »an der Leiche« – aber schon viel früher kündigte zum Beispiel Maximilian Josef von Chelius (1794–1876) im Vorlesungsverzeichnis 1818/19 seinen chirurgischen Operationskurs mit »Übungen an Leichen« an. Die Traditionen zum Beispiel Chirurgen auf dem Anatomischen Theater im »Steineschneiden« auszubilden, einen Einsatz im Militärdienst vorzubereiten oder Augenärzten das »Starstechen« zu erklären können hier noch erkannt werden. An diesem Brauch, junge Ärzte in speziellen Kursen auszubilden oder um diese an neue klinische Verfahrensweisen heranzuführen, wird noch heute festgehalten.

5.10 Leichenmangel

Vielleicht hätte Tiedemann weitere Präparate erstellen können, wenn mehr Leichen eingeliefert worden wären?! Der Anatom beschwerte sich oft über einen für ihn eklatanten Mangel an Verstorbenen. Um diesen Missstand zu beheben, schrieb er u. a. Briefe an die Universität und an das Ministerium. Er beauftragte im Jahr 1839 seinen Prosektor Kobelt, in denjenigen Institutionen nachzuforschen, welche die Ablieferung organisierten oder selbst abliefern sollten, um herauszufinden, warum dies nur so schleppend bis gar nicht befolgt wurde. Der Mediziner, der mehrere Jahre an der juristischen Fakultät studiert und dann zur Medizin gewechselt hatte, begann seinen 66-seitigen Bericht mit folgender Einleitung:

» Wohllöbliche Direction der anatomischen Anstalt! Zur Veranlassung der stets fortdauernden Insufficierung und des auch in diesem Winter wiederholt eingetretenen höchst auffallenden Mangels an der für die gegenwärtigen Bedürfnisse erforderlichen Leichenzahl, wurde ich von Wohlderselben gegen Mitte des vorigen Monats beauftragt: »in den besonders lästigen Bezirken persönliche Erkundigungen über die Ursachen dieses so bedauerlichen Uebelstands einzuziehen.« Mit Zugrundelegung der bisher über die Ablieferung der Leichen an das hiesige anatomische Institut erschienenen Verordnungen, erlaube ich mir im folgenden die Ergebnisse meiner näheren Untersuchung dieses Gegenstands nebst einigen Vorschlägen zur möglichen Abhilfe der vorliegenden Mißstände Wohllöblicher Direction mitzuteilen (GLA, 235, 21.3.1839).

Kobelt analysierte die Einlieferungen der letzten Jahre aus den in Frage kommenden Bezirken, Ämtern und Städten (z. B. Murg-, Pfinz-, Main-, Tauber-, Kinzigkreis, Rastadt, Mannheim, Heidelberg, Philippsburg, Schwetzingen, Ladenburg, Wiesloch, Karlsruhe, Wertheim, etc.) und stellte fest, dass nicht nur ein einziger, sondern eine Vielzahl von Gründen vorliegen musste.

Gründe für den Leichenmangel
1. Es gab einen großen Vorbehalt seitens der Bevölkerung gegen die Verbringung des Leichnams zur Anatomie. Da in den ersten Verordnungen nur Verbrecher als Zielgruppe definiert worden waren, setzten die Menschen immer noch die Ablieferung mit einer Entehrung und Identifikation mit Kriminellen gleich.
2. Kobelt prangerte manche Formulierungen in den Verordnungen als nicht zeitgemäß an. Zum Beispiel sollten ehelich geborene Kinder, die auf Staatskosten erzogen wurden, bis zum 12. Lebensjahr nach ihrem Tode automatisch an die Anatomie gebracht werden. Dies sollte seiner Meinung nach nicht mehr zur Anwendung kommen, denn es war offensichtlich ein Eingriff in die Privatsphäre der Eltern.
3. Durch die häufigen Veränderungen der Verordnungen hatten sich Inkonsequenzen und Widersprüche ergeben. Es wurde einfach zu unübersichtlich, wer wo zu welcher Zeit abzuliefern hatte.
4. Der Prosektor monierte die »Unbekanntschaft« und Problematik der Zuständigkeiten der Verordnungen. So gab es u. a. Lokalbeamte, Bürgermeister, Ärzte, Hebammen, Leichenschauer, die alle als Vollstrecker der Gesetze beauftragt wurden und es kam tatsächlich vor, dass sich plötzlich keiner zuständig fühlte, oder bei einem Personenwechsel keiner Bescheid wusste.

5. Als letzten Grund führte Kobelt die »wirkliche Fahrlässigkeit« an, die nach seiner Meinung auch durch mangelnde Kontrolle durch die Obrigkeiten unterhalten wurde. Es kam vor, dass Leichname »vergessen« wurden und darauf folgend in einem solch schlechten Zustand waren, dass der Transport nach Heidelberg unnötig wurde.

Seine Vorschläge, all diese Gründe zu beheben, waren für die damaligen Verhältnisse wohl folgerichtig formuliert: Die Verordnungen sollten gründlich überarbeitet und vereinfacht werden, er wollte in die Lage versetzt werden, Verstorbene von den Verwandten und Hebammen kaufen zu können, und die ausführenden Stellen sollten jährlich, im September, an die Einhaltung erinnert werden. Kobelt ging sogar so weit, dass er forderte, die Anatomie Heidelberg müsse ermächtigt werden, sich zu Kontrollzwecken von allen säumigen Institutionen (u. a. Zucht- und Korrektionshäuser, Spitäler, Nothäuser) die Sterbelisten zusenden zu lassen. Trotz aller Arbeit, die sich Kobelt offenkundig mit seiner Recherche machte, waren die Anatomen nicht in der Lage, die Knappheit an Leichnamen zu beheben oder gar kontrollieren zu können. Auch wenn viele Körper eingeliefert werden sollten, aus technischen Gründen konnten komplette Leichname lange Zeit nicht haltbar gemacht werden. Formalin wurde erst Mitte des 19. Jahrhunderts entdeckt und so mussten die Studierenden immer recht schnell arbeiten, denn die Verwesung schritt voran.

5.11   Der Wilderer Christoph Riegel

Aber auch wenn die Verordnungen eingehalten und zum Beispiel Delinquenten nach einer Hinrichtung auf das Anatomische Theater gebracht wurden, gewährleistete dies noch längst keine mögliche »Verwendung«, wie der Fall des Christoph Riegel eindrücklich zeigt. Riegel war ein bekannter Wilderer, der 1826 bei dem Versuch ein Reh zu erlegen, vom Förster erwischt wurde. Dieser wollte Riegel stellen, doch durch einen Schlag mit dem Gewehr des Wilderers erlitt der Förster einen Schädelbruch und verstarb an Ort und Stelle. Zuerst flüchtete der Wilderer, doch später kam er wieder und stach mehrfach mit seinem Messer auf dem bereits toten Körper ein. Er vergrub ihn danach im Wald, jedoch fand man den so getöteten schon bald nach der Bluttat. Nachdem Riegel als einziger aus der Ortschaft nicht zur Vernehmung erschien, suchte und fand man ihn versteckt in seinem Hause. Riegel war geständig und im Jahr 1827 wurde er mit dem Schwert enthauptet. Der Scharfrichter war jedoch durch die Abschiedsrede des Geistlichen so mitgenommen, dass er die Hinrichtung nicht ordnungsgemäß ausführen konnte. Schwer verletzt, wahrscheinlich querschnittsgelähmt mit durchtrenntem Schlund lag Riegel da, als der zweite Scharfrichter das Werk des ersten schließlich vollenden musste (Tiedemann 1829). Im Anatomischen Theater dokumentierte Tiedemann unter den Augen einer vom Oberamt ernannten Kommission die Verletzungen und nahm die Auflistung der schweren Verletzungen durch den Henker zum Anlass, in der Zeitschrift für Physiologie gegen die Hinrichtung durch das Schwert zu demonstrieren. Inwieweit die Öffentlichkeit davon Kenntnis nahm, bleibt dahingestellt. Der Leichnam des Christoph Riegel fand mit Bestimmtheit keinen Eingang als Dauerpräparat in die Sammlung; die massiven Schäden am Kopf und Rumpf verboten dies sicher (Doll 2013, S. 170).

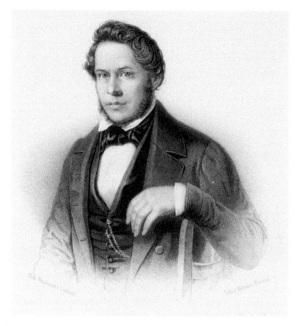

◻ **Abb. 5.15** Jacob Henle (1809–1885)

5.12 Ein eher kurzes Gastspiel: Jacob Henle in Heidelberg

Im Jahr 1844 wurde Tiedemann mit Jacob Henle (1809–1885) ein weiterer Professor an die Seite gestellt (◻ Abb. 5.15). Henle war Anatom in Zürich, als er den Ruf nach Heidelberg erhielt. Es wurde ihm versprochen, den Lehrstuhl seines berühmten Kollegen Tiedemann, nachdem dieser in den Ruhestand treten sollte, übernehmen zu können. Einige Jahre sollten beide gemeinsam das Schicksal der Anatomie leiten, doch es kam wegen großer, charakterlicher Unterschiede immer wieder zu Streitigkeiten zwischen den beiden. Schon bevor Henle nach Heidelberg kam, kritisierte er die Bedingungen, unter denen er nach Heidelberg kommen sollte. Tiedemanns Vorlesungen waren, wie bereits durch Kußmaul beschrieben, langweilig und konservativ, Henle redete frei und hielt öffentliche Vorlesungen, die enorm gut besucht wurden – einer »witzigen Bemerkung ging er nicht aus dem Wege«. (Merkel 1909, S. 17). Im Jahr 1849 kam es zum offenen Bruch zwischen den Anatomen, als Henle Tiedemann vorwarf, er habe ihn absichtlich aus einigen Planungsschritten eines neuen Anatomie Gebäudes herausgehalten. Das umgebaute alte Kloster, in dem Ackermann jahrelang arbeiten konnte, hatte ausgedient. Es sollte abgerissen und durch einen Neubau in der Brunnengasse ersetzt werden. Konkret ging es in dem Streit zwischen den Anatomen um die Anordnung der Sitzreihen und der Heizung, die Tiedemann, angeblich ohne Henle zu involvieren, eigenmächtig plante. Der Streit eskalierte im Januar 1849 auf einer Sitzung mit dem Baudirektor derart, dass Tiedemann sich zu Beleidigungen gegenüber Henle hinreißen ließ. Anstatt aus freien Stücken Abbitte zu leisten, bekam Tiedemann im April 1849 Post vom Ministerium des Inneren: Er solle sich unverzüglich bei Henle entschuldigen und er müsse ihm weiterhin mitteilen, dass er die verwendeten Ausdrücke nicht mit dem Vorsatz der Beleidigung benutzte. Dem kam Tiedemann vielleicht eher widerwillig nach. Henle wollte nun Leiter des Institutes werden, doch statt nun endlich nach fast

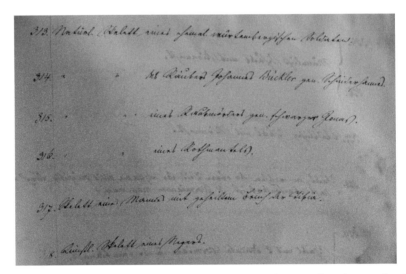

🔲 **Abb. 5.16** Auszug aus Jacob Henles Sammlungsbuch.313. Natürl. Skelett eines ehemal. würtembergischen Soldatens.314. Natürl. Skelett des Räubers Johannes Bückler gen. Schinderhannes.315, Natürl. Skelett eines Raubmörders gen. Schwarzer Jonas316. Natürl. Skelett eines Rothmantels317. Skelett eines Mannes mit geheiltem Bruch der Tibia318. Künstliches Skelett eines Negers

35 Dienstjahren in den Ruhestand zu gehen, kündigte sein Kontrahent Tiedemann zu allem Übel an, die Sezierübungen im Winter weiter leiten zu wollen. Damit nicht genug: Tiedemann wollte immer noch über »seine« Sammlung und damit über die Verwendung der Lehrmittel bestimmen. Nach einigen persönlichen Schicksalsschlägen in seiner Familie war Tiedemann allerdings nur Monate später nicht mehr fähig, dem Streit im Institut standzuhalten. Heinrich, einer seiner Söhne, heiratete Charlotte Hecker, die Schwester des Revolutionärs Friedrich Hecker und wanderte nach Amerika aus. Gustav, ein anderer Sohn, wurde im Zuge der Revolution im August 1849 in Rastatt standrechtlich erschossen (Doll 2013, S. 325)! Friedrich Tiedemann reichte den Rücktritt ein und im Oktober 1849 wurde Henle nun endlich alleiniger Lehrstuhlinhaber (Hoepke 1961). Nach dem Ende der Badischen Revolution von 1848 bis 1849 konnten die Anatomen nun endlich in das neue Gebäude in der Brunnengasse einziehen. Henle schrieb unverzüglich zwei neue Sammlungskataloge. Diese wurden natürlich in einem vollkommen anderen System niedergeschrieben. Wo Tiedemann noch durch Organsysteme topografisch sortiert festhielt was sich im Besitz befand, so notierte Henle natürlich alles anders! Er erfasste lediglich numerisch, hintereinander aufgeschrieben, natürlich auch mit anderen, neuen Sammlungsnummern, die Objekte der Sammlung. Wie Tiedemann schrieb er allerdings, wenn es bekannt war, weiterführende Informationen wie die Provenienz oder die Aufbewahrungslösung auf. Eines der beiden Bücher hielt den Bestand der insgesamt 216 anatomischen Lehrobjekte fest, es wurde teilweise bis 1952 weitergeführt (🔲 Abb. 5.16). Das andere beschrieb die 818 pathologisch veränderten Präparate. Die hier aufgeführten Erkrankungen zeigten einen einstmals sehr umfangreichen Bestand an Fehlbildungen wie zum Beispiel Lippen-Gaumenspalten (Hasenscharte-Wolfsrachen), Molen (Flüssigkeitsgefüllter Sack ohne Kind), Siamesische Zwillinge (zwei miteinander verwachsene Kinder), Janusköpfe (Kopf mit zwei Gesichtern), Zyklopen (Gesicht mit nur einem Auge), Hypospadien (Entwicklungsstörung der Harnröhre), Sirenenbildungen (Verwachsung beider Beine zu einem), Spina bifida (offenes Rückenmark). Über 100 dieser Präparate wurden der Schott-Sammlung zugeordnet.

Neben Henles Verdiensten in der Lehre forcierte er die durch Ecker eingeführte Mikroskopie in der Anatomie und diagnostizierte wohl auch zusammen mit seinem Kollegen Carl Bruch (1819–1884) Erkrankungen für seine klinisch tätigen Kollegen. Dieser schrieb im Jahr 1847 ein Buch für praktische Ärzte und Chirurgen über die Diagnose bösartiger Tumoren. Er integrierte hier, man kann dies sicherlich als fortschrittlich bezeichnen, neben den makroskopischen und mikroskopischen Diagnosen schon die entsprechenden Krankengeschichten. Dieses Unterrichtswerk sollte laut Bruch eine Brücke »von der Theorie zur Praxis« schlagen und den Kollegen bei ihrer täglichen Arbeit als Nachschlagewerk dienlich sein (Bruch 1847, S. XVI).

Im Jahr 1852 ging Jacob Henle nach Göttingen. Er ließ seine ehemaligen Heidelberger Kollegen, die er laut Kussmaul »alte Zöpfe« nannte, sicher mit Freuden zurück (Kussmaul 1899, S. 240). In Göttingen beschrieb er später die nach ihm benannte, bis heute in der gesamten Medizinerwelt bekannte Henle-Schleife, eine Struktur in der Niere, die den Harn konzentriert (Henle 1862).

Daneben machte Henle eher ungewollt »Schlagzeilen« in der Literaturwelt: Während seiner Zeit in Zürich verliebte er sich in ein Mädchen, welches nicht seiner sozialen Schicht angehörte. Elise Egloff (1821–1848), eine Dienstmagd und Kinderfrau wurde seine jüngere Geliebte und später Ehefrau, zu dieser Zeit sicherlich eine Provokation. Henle entschied sich, Elise die Erziehung zu Teil werden zu lassen, die sie brauchte, um in seinen Kreisen nicht aufzufallen. Er nannte es »Bildungsexperiment« (Kübler, 2004, S. 10)! In seine Familie eingeschleust, anfangs kannten nur seine beiden Schwager ihre echte Identität, besuchte Elise ein Mädchenpensionat, um dort zum Beispiel Konversation und Fremdsprachen zu erlernen. Nach dem Abschluss dieses »Experiments« sickerte offensichtlich die Konstellation »Professor liebt Dienstmagd« an die Außenwelt … ohne Henles Einverständnis und Wissen wurden mehrere Romane[3] und ein Theaterstück[4] über diese Themenstellung publiziert. Im Jahr 1848 starb Elise bei der Geburt des zweiten Kindes und sie wurde auf dem Heidelberger Bergfriedhof beerdigt.

5.13 Die Giftmischerin Christine Beckenbach aus Wilhelmsfeld

Ein bis dato im Institut aufbewahrtes knöchernes Präparat ist die Halswirbelsäule der »Giftmischerin Beckenbach«. Christina Beckenbach, geborene Quick (1815-1844) kam aus Wilhelmsfeld nahe Heidelberg. Sie bekam vier uneheliche Kinder und ausgerechnet der Mann, von dem sie das fünfte erwartete, der sie trotz der anderen Kinder im Jahr 1842 heiratete, wurde durch ihre Hand im Jahr 1843 mit Hilfe von Mäusegift (Arsen) umgebracht. Man erzählte sich, dass die Ehe zerrüttet war, sie bereits einen anderen Mann hätte und ein »Auftragsmord« nur nicht zustande kam, weil der Angestiftete die Tat nicht ausführte. Knapp ein Jahr nach der Tat, seit ca. 10 Jahren die erste Hinrichtung, wurde sie in Heidelberg mit dem Schwert hingerichtet. Beckenbach bekam von Henle die Eingangsnummer 22 im Leicheneingangsbuch des Jahres 1844. Die Halswirbelsäule bekam die Präparatnummer 1802, die Knochen zeigen sogenannte Halsrippen auf (◘ Abb. 5.17). Normalerweise beginnen die Rippen am ersten Brustwirbel, doch Halsrippen beginnen schon am letzten Halswirbel. Dies kann, muss aber nicht zum sogenannten Thoracic-Outlet-Syndrom (TOS) führen. Ob Beckenbach durch eine Kompression ihrer Nerven oder Gefäße unter zum Beispiel Durchblutungsstörungen oder Lähmungserscheinungen am Arm litt, ist nicht überliefert. Laut Katalog sollten auch das Gehirn mit Nummer

---

3 »Regine« von Gottfried Keller, »Die Frau Professorin« von Berthold Auerbach.
4 »Dorf und Stadt« von Charlotte Birch-Pfeiffer.

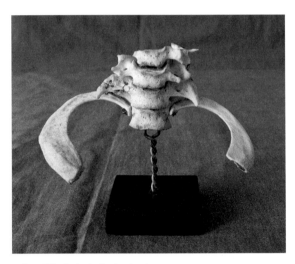

■ **Abb. 5.17** Halsrippen der »Giftmischerin Beckenbach«

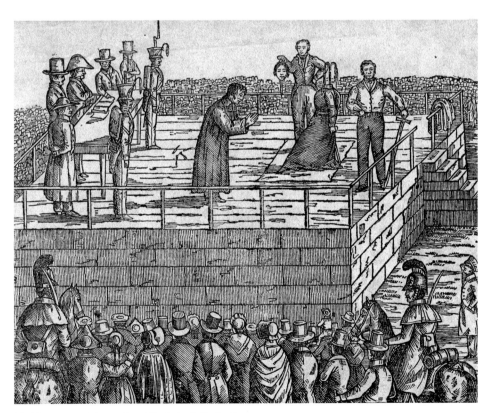

■ **Abb. 5.18** Hinrichtung der »Giftmischerin Beckenbach«

1549 und der Schädel mit Nummer 1598 in der Sammlung aufbewahrt worden sein. Beide sind leider nicht mehr in der Sammlung vorhanden.

Beckenbach wurde die letzten drei Tage vor ihrer Hinrichtung durch die zwei Heidelberger Geistlichen Dr. Ernst Karl Kleinschmidt (1775–1847) und Johann Philipp Sabel (1795–1865) betreut. Über diese intensiven Gespräche und eine natürlich erfolgte Läuterung der geständigen Straftäterin schrieben die beiden ein kleines, 15-seitiges Heftchen. Dies wurde anschließend zum Preis von 6 Kreuzern »Zum Besten der Beckenbach‹schen Kinder« verkauft. Die Karl-Winter-Buchhandlung durfte mehrere Auflagen drucken; die Geschichte der Umkehr einer armen Sünderin fand offensichtlich guten Absatz (Kleinschmidt u. Sabel 1844). Zu der Hinrichtung kam

» »eine ungeheuere Menschenmasse herbeigströmt«, die sich »unter Lachen und mit wahrer Gier um das Gerüst drängte, wie beinahe jeder der Nächste seyn wollte, um das scheußliche Schauspiel ja recht genau besichtigen zu können. (Didaskalia 1844)«

Der in ein schwarzes Tuch gehüllte Kopf fiel nach dem ersten Hieb (◨ Abb. 5.18).

5.14 Friedrich Arnold, Neuroanatomie und Physiologie

Henles Nachfolger wurde Friedrich Arnold (1803–1890, ◨ Abb. 5.19), der die Heidelberger Anatomie bereits aus seinen eigenen Studientagen kannte. Nach Fohmanns Weggang bot Tiedemann im Jahr 1826 die nun unbesetzte Prosektorenstelle Arnold an. Dieser nahm an, ging nach einigen Jahren allerdings nach Zürich, Freiburg und Tübingen, um im Jahr 1852 Henle als Direktor des Institutes abzulösen. Arnold konzentrierte sich auf die Anatomie des Gehirns und der Nerven. Einige wenige noch bis heute im Institut ausgestellte Präparate des Gehirns entstammen nachweislich und dementsprechend beschriftet seiner Hand (◨ Abb. 5.20). Dies ist

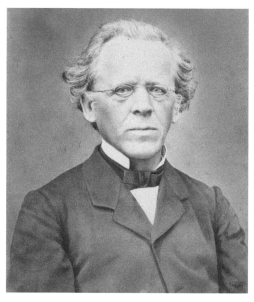

◨ **Abb. 5.19** Friedrich Arnold (1803–1890)

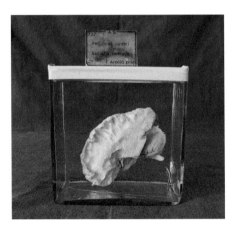

◘ **Abb. 5.20** Gehirnpräparat, erstellt von Friedrich Arnold

umso erstaunlicher, da er zu seiner Zeit als »einer der größten Präparatoren« galt, dessen Buchabbildungen allesamt Präparationen aus eigener Hand zugrunde lagen (Fürbringer 1903, S. 88). Arnold unterrichtete etliche Jahre lang auch Physiologie bis dieses Fach mit Helmholtzes Einstellung einen eigenständigen Lehrstuhl bekam[5]. Erst im Winter 1862 erfuhren die beiden Institute auch räumlich eine Trennung. Im von Arnold 1858 geschriebenen Buch »Die physiologische Anstalt der Universität Heidelberg von 1853 bis 1858« beschrieb dieser in Form eines »Rechenschaftsberichtes« akribisch genau alle von ihm erworbenen Instrumente und die damit angestellten Versuche (Arnold 1858). Seine im studentischen Unterricht durchgeführte Experimentalphysiologie sollte, so seine Wahrnehmung, im Rahmen der Fachkollegen dadurch befördert werden, dass er Lehr- und Lernziele schriftlich fixierte. Gleichzeitig trug er so, modern ausgedrückt, zur Standardisierung und Qualitätssicherung des Unterrichts bei. Zu Unterrichtszwecken richtete er auch Unterbringungen für viele verschiedene Tiere wie zum Beispiel Frösche, Hunde und Kaninchen ein, an denen er Versuche durchführte. Die Studierenden arbeiteten mit ihm an extra angeschafften Mikroskopen und Diffusionsapparaten, untersuchten Verdauungssäfte und Wellenbewegungen in Flüssigkeit und sie arbeitete mit Elektrizität oder untersuchten mechanische Wirkungen im Organismus. Hier wird eine enge Verzahnung verschiedener Fächer im Unterricht deutlich; die Anatomie des Menschen wurde schon seinerzeit nicht nur auf makroskopischer Ebene, sondern auch mit dem Mikroskop, im funktionellen Zusammenhang und auch im Vergleich mit der Anatomie des Tieres unterrichtet. Heutzutage hat Interdisziplinarität in der Lehre immer noch einen hohen Stellenwert.

In der Wahrnehmung zeitgenössischer Mediziner repräsentierte Arnold eine eher altmodische Einstellung zur Physiologie. Sein Neffe Wilhelm Wundt (1832–1920), ebenfalls Mediziner, erkannte in der Arbeitsweise seines Onkels die eines Anatomen, der die Physiologie eher rückgewandt als eine Hilfswissenschaft der Anatomie ansah, anstatt ihr eine eigenständige wissenschaftliche Richtung zuzubilligen (Tuchmann 1993, S. 130–131).

Welchen Zuwachs die Sammlung in der Zeit Arnolds tatsächlich erfuhr ist nicht bekannt; es gibt leider keine überlieferten Sammlungskataloge oder Berichte über Unterrichtstätigkeiten mit oder an Exponaten, die Zeugnis über Ein- oder Ausgänge ablegen könnten.

---

5 Die fast gleichzeitige Beschäftigung von solch hochkarätigen Wissenschaftlern wie Helmholtz (Physiologe), Bunsen (Chemiker) und Kirchhoff (Physiker) verhalf der Universität sicherlich zu einigem Ansehen.

Mensch und Tier – Die Vergleichende Anatomie hält Einzug

Sara Doll

S. Doll et al., *Wenn der Tod dem Leben dient – Der Mensch als Lehrmittel*,
DOI 10.1007/978-3-662-52674-3_6, © Springer-Verlag GmbH Deutschland 2017

6.1   Carl Gegenbaur – Gegen den Heidelberger Strom

Wie bereits dargestellt gab es in der Anatomie aber nicht nur Tierhaltung, um die Studierenden funktionelle Aspekte der Anatomie erarbeiten zu lassen. Schon seit der Gründung des Instituts wurden in Heidelberg neben der Arbeit am lebenden Tier auch Tierpräparate und -modelle zu Lehrzwecken herangezogen, die mit denen der Menschen verglichen wurden. Mit dem Ruf Gegenbaurs (1826–1903), nach dem im Übrigen sogar eine Straße in Heidelberg Neuenheim benannt wurde, bekam die sogenannte Vergleichende Anatomie nun endlich einen offiziellen und hohen Stellenwert in Heidelberg eingeräumt (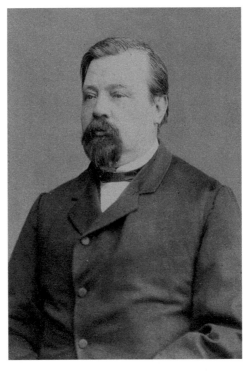 Abb. 6.1). Bereits im ausgehenden 17. Jahrhundert veröffentlichte Edward Tyson (1650–1708) eine Studie, in welcher er den Körperbau eines Menschen mit dem eines Menschenaffen verglich (Tyson 1699). Es war also keine grundsätzlich neue Idee, die Merkmale des Menschen mit denen anderer Lebewesen zu vergleichen. Mit seinem Buch zur Evolutionstheorie verhalf der englische Naturwissenschaftler Charles Darwin (1809–1882) der Vergleichenden Anatomie aber schließlich zu ihrem Durchbruch (Darwin 1859). In vielen Anatomien begann man nun ab Mitte des 19. Jahrhunderts systematisch die Entwicklung der Arten anhand gleicher oder verschiedenartiger Merkmale zu erforschen, die Formen und Funktionen der Lebewesen, gemeinsamer oder abweichender Systeme zu entdecken und diese schriftlich festzuhalten. Ernst Haeckel (1834–1919) und Carl Gegenbaur arbeiteten beide als Wissenschaftler in Jena und nahmen diese für manche Menschen revolutionäre Grundgedanken Darwins auf, dass sich der Mensch nicht vom Tier unterscheide, sondern dass es im Gegenteil eine gemeinsame Abstammung gäbe. Obwohl die Medizinische Fakultät in Heidelberg dieser Abstammungslehre eher unschlüssig gegenüber stand,

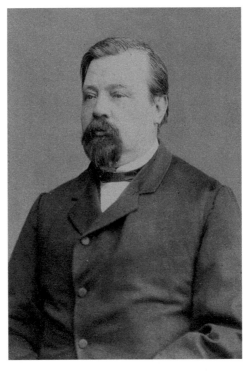

☐ **Abb. 6.1** Carl Gegenbaur (1826–1903)

6.2 · Neue Besen kehren gut? Veränderte Ordnungssysteme

45

6

regelrecht in zwei gegensätzliche Lager gespalten schien, wurde der Lehrstuhl nach Arnolds Weggang mit Carl Gegenbaur, der bis heute als einer der wichtigsten Vertreter dieser Richtung gilt, besetzt. Nur eine Stimme mehr in der Abstimmung ermöglichte ihm ab 1873 die Geschicke der Abteilung zu lenken. Gegenbaur und seine zweite Ehefrau Ida, geborene Arnold – sie war die Tochter seines Vorgängers Friedrich Arnold – kamen zusammen nach Heidelberg. Seinen Schwiegervater kannte er natürlich als einen »ausgezeichneten Lehrer und beliebt bei seinen Schülern«, doch trotz seiner berühmten Forschung über das Nervensystem konnte sich Arnold laut Gegenbaur nicht mit neuen Unterrichtsmethoden und Forschungen anfreunden (Gegenbaur 1901, S. 106–107). Diese lagen, schenkte man Gegebaur Glauben, der Strömung der Zeit folgend im Bereich der Entwicklungsgeschichte. Um den Unterricht effektiv und vor allen Dingen modern gestalten zu können, mussten infolgedessen genügend neue Lehrmittel in die Sammlung inkorporiert werden.

Der Bestand anatomischer Präparate wuchs in den Jahre 1874 bis etwa 1889 um knapp 1.500 Objekte (UAH, K-IV/1-58/22-24). Wenn man also optimistisch alle zuvor notierten Präparate, anatomische und pathologische Sammlungsgegenstände dazu addieren würde, käme man auf über 4.000 Objekte – ohne die Modellreihen, die später noch erworben werden sollten! Diese Zahl lässt bereits erahnen, dass sich hier ein Platzproblem anbahnen sollte, welches im Laufe der Jahre für den Großteil der Sammlung zum Nachteil werden sollte, als das Anatomische Institut eine zweite und später eine dritte Abteilung eingliederte.

Die Sammlungstätigkeit humaner Präparate nahm unter Gegenbaur aber auch unter seinem späteren Nachfolger Max Fürbringer (1846–1920) stetig und kontinuierlich zugunsten von zoologischen Objekten wie Fischen, Reptilien, Vögeln und Säugetieren ab. Dies ist natürlich in Anbetracht des neuen Schwerpunkts nicht verwunderlich. Wie in der Vergangenheit bekam die anatomische Sammlung auch Zuwachs durch generöse Spenden. Gerade nach Forschungsreisen konnte Gegenbaur kistenweise exotische Tiere wie Äffchen, Leguane, Schildkröten aber auch humane Präparate wie Schädel von Javanerinnen oder Chinesinnen in Empfang nehmen. Die Präparate waren zum Teil in Formol, zum Teil in Chlorzinklösung eingelagert, um die weite Fahrt zu überstehen (UAH, K-IV/1-58/8).

6.2   Neue Besen kehren gut? Veränderte Ordnungssysteme

Gegenbaur führte viele Neuerungen ein, so auch eine neue Beschriftungssystematik für die in der Sammlung untergebrachten Objekte. Auffällig war eine farbliche Kodierung, die zum Beispiel zwischen Knochenpräparaten (schwarz), Muskeln (braun), Verdauungs- und Atmungsorganen (grün) oder Präparaten zum Nervensystem (blau) unterschied. Er vermerkte das Erstellungsjahr in der Umrandung der Schilder und sogar die Aufbewahrungslösung wurde durch Buchstaben (xx = Spiritus/Wasser Gemisch, V = reiner Spiritus) gekennzeichnet. Um die Herkunft der Schädel aus seiner anthropologischen Sammlung genauer erfassen zu können, wandte er eine neue Ordnung an:

- Mit I wurden Schädel aus der näheren Umgebung gekennzeichnet,
- II bezeichnete Schädel aus dem restlichen Deutschland,
- danach folgte III für europäische Schädel
- und solche mit IV kamen aus Asien,
- V aus Afrika,
- VI aus Amerika
- und die Schädel mit der Nummer VII waren unbekannter Herkunft (Doll 2013, S. 239–241).

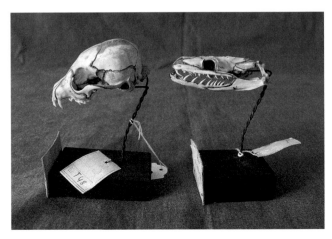

 Abb. 6.2 Von Gegenbaur präparierte Tierschädel, auf denen die jeweils gleichen Strukturen farblich einheitlich markiert wurden

An diesen Objekten unterrichtete Gegenbaur montags, mittwochs und freitags von 12:00 Uhr bis 13:00 Uhr neben der »normalen« Anatomie nun auch die ihm so am Herzen liegende »Entwicklungsgeschichte des menschlichen Körpers«. Farbliche Kennzeichnungen sollten nicht nur die Etiketten der Objekte, sondern auch seine knöchernen Sammlungsobjekte selbst auszeichnen. Er verwendete hierzu ebenso ein durch ihn eingeführtes Kennzeichnungssystem, indem er einheitliche Farben für gleiche Knochenteile verschiedener Tieren benutzte (Abb. 6.2). Dies sollte es dem Betrachter erleichtern, die unterschiedlichen Ausprägungen schneller erfassen und anschließend analysieren zu können. Die neue Systematisierung war Gegenbaurs Lehre und Forschung angepasst, doch sie hatte – zumindest für die heutige Forschung – einen großen Nachteil. Er ließ lediglich die neu hinzugekommenen Objekte in sogenannte »Zuwachskataloge« aufnehmen und übernahm die alten Objekte nicht mehr in seine Bücher. Dies führte leider dazu, dass für den Zeitraum zwischen Henle und Braus, also zwischen Mitte des 19. Jahrhunderts und Anfang des 20. Jahrhunderts, die Sammlung nicht mehr in ihrer Gänze dokumentiert werden kann und somit Informationen über Objektbewegungen aus diesem Zeitrahmen, also Ein- und Ausgänge für immer verloren gingen.

In seinem Team unterrichteten und forschten neben Gegenbaur auch Friedrich Maurer (1859–1936), der später Direktor des Anatomischen Instituts in Jena wurde, Max Fürbringer (1846–1920), der später Institutsleiter in Heidelberg wurde, Hermann Klaatsch (1863–1916), der nach einigen Expeditionen in die Anatomie Breslau ging, Georg Ruge (1852–1919), der nach Amsterdam und Zürich wechselte, und Ernst Göppert (1866–1945), der später in Marburg und Frankfurt arbeiten sollte. Diese und andere »Jünger« der »Gegenbaur-Schule« perpetuierten durch ihre kontinuierlichen Aktivitäten auch den Ruhm ihres Lehrers, der bald als bekanntester Morphologe auf der Welt gelten sollte (Nyhart 2003, S. 162–173).

Unter Gegenbaur arbeiteten aber auch einige ausländische Wissenschaftler. Wiliam Berryman Scott (1858–1947) legte im Jahr 1880 seine Doktorprüfung unter Gegenbaur ab und arbeitete später als Geologe und Paläontologe in Princeton. Gegenbaur, der seine Mitarbeiter sehr förderte, konnte diese allerdings auch ebenso fordern und trat bisweilen, wenn seine hohen Erwartungen nicht erfüllt wurden, abweisend bis cholerisch auf (UBH, HeidHs 3473, S. 253[1]).

---

1 Ausruhen beruht nur auf dem Wechsel der Arbeit; Nichtstun ist Tod.

Scott, der gerne betonte, dass er ein direkter Nachkomme von Benjamin Franklin sei, wollte diesen Charakterzug Gegenbaurs nicht akzeptieren. Bei seiner Arbeit stützte er sich auf ein besonderes Mikroskop, welches von Fürbringer als »unglückselig« bezeichnet wurde. Der junge amerikanische Wissenschaftler konnte damit wohl nicht in dem Maße umgehen, wie sein Betreuer Gegenbaur es erwartete, wenn er dessen Arbeit kontrollierte. Eines Tages erschien Scott mit einem Revolver und postulierte, dass seine Geduld nun erschöpft sei, »... das Maß sei übervoll, als freier Bürger der USA und Nachkomme Franklins könne er diese Behandlung seitens Gegenbaur nicht mehr vertragen und müsse bei der nächsten groben Beleidigung von seinem Revolver gegen Gegenbaur und sich selbst Gebrauch machen (UBH, HeidHs 3473, S. 357).« Man kann von Glück sprechen, dass Scott von seinem Vorhaben abgebracht werden konnte!

6.3 Bauliche Probleme

Die durch Gegenbaur eingestellten, wirklich hochkarätigen Mitarbeiter konnten jedoch nicht darüber hinweg täuschen, dass sich das Gebäude der Anatomie, obschon erst 1849, also keine 50 Jahre zuvor in Betrieb genommen, in einem miserablen Zustand befand. Beim Versuch der wachsenden Sammlung Platz einzuräumen, trat eine feuchte Wand zu Tage, die Gegenbaur für ein halbes Jahr erkranken ließ (Gegenbaur 1901, S. 107). Daneben war die Heizung marode, Fenster und Decken waren bereits baufällig und, es konnte kaum schlimmer kommen, im Winter froren die Wasserrohre komplett ein, sodass die Mitarbeiter aufgefordert werden mussten, Wasser für ihren eigenen Toilettengang mitzubringen (UAH, RA 5745, 31.12.1879). Nach und nach sanierte man das Gebäude und fügte neue Gebäudeteile hinzu, auch ein Transportsystem für Leichen planten die Mitarbeiter. Dies sollte alle Teile des Leichenkellers miteinander verbinden und damit auch die körperlich beschwerliche Arbeit erleichtern. Da nur eine Planskizze vorhanden ist, kann nicht nachvollzogen werden, ob die beabsichtigte Modernisierung auch tatsächlich realisiert wurde. Erst nachdem sich Gegenbaur bereits im Ruhestand befand, wurden die meisten Missstände beseitigt. Aber immerhin durfte er wahrscheinlich noch miterleben, wie der erste Fernsprecher installiert wurde. Dies erleichterte u. a. die Besorgung der Leichenabholung erheblich, denn bis zu diesem Zeitpunkt wurden die Verstorbenen noch per Telegramm angemeldet. Die Verfassung des Gebäudes sollte aber selbst Jahre später nach vereinzelten Verbesserungsmaßnahmen als immer noch ungeheuerlich schlecht eingestuft werden. Die Ausstattung der Heidelberger Anatomie wurde, als schlecht ausgestattet, unsauber und unhygienisch beschrieben (Grundmann 2008, S. 132–134).

Neben diesen durch das marode Bauwerk bedingten Problemen hatte die Anatomie aber auch mit Raumproblemen, die durch die Sammlungsobjekte der Zoologie verursacht wurden, zu kämpfen. Bis zum Winter des Jahres 1894/95 teilten sich die beiden Institute ein Gebäude, die Lehr- und Ausstellungsstücke aus beiden Bereichen standen offensichtlich kreuz und quer durcheinander. Die Zoologie bezog in dem genannten Winter ein nicht komplett fertiges Gebäude in der Sophienstraße und man einigte sich untereinander, dass die Exponate bis zur endgültigen Fertigstellung ausnahmsweise im Gebäude der Anatomie verbleiben durften. Jahre später, das Gebäude war schon längst fertig und bezogen, dachten die Zoologen offensichtlich gar nicht mehr daran, ihre Objekte nachzuholen! Im Jahr 1907 schrieb der damals aktuelle Lehrstuhlinhaber Fürbringer daher eine wirklich emotionale Klageschrift direkt an das Ministerium. Darin bezeichnete er die zoologischen Objekte als »Parasit« oder »maligne Geschwulst« und wehklagte, dass durch die Fremdnutzung und die damit einhergehenden Einschränkungen das Anatomische Institut zur »Degeneration« verurteilt würde (UAH, K-IV/1-71/2, 24.2.1907).

Trotz aller Bemühungen standen die zoologischen Präparate und Modelle weiterhin in der Anatomie, mit Fürbringers Geduld war es sicherlich nicht mehr zum Besten gestellt. Doch es sollte noch weitere fünf Jahre dauern, bis die Anatomie alleiniger Nutzer des Gebäudes wurde. Im Jahr 1912 verbrachten die Zoologen ihre Objekte endlich in ein Magazin (UAH, K-IV/1-71/6, 25.7.1912).

6.4   Max Fürbringer und die Künstler

Um die Jahrhundertwende erkrankte Gegenbaur offensichtlich schwer, auch das Schriftbild veränderte sich drastisch; wenn man seine Schrift betrachtet, fällt auf, dass die Buchstaben immer kleiner, geradezu winzig werdend zu Papier gebracht wurden. In der »Festschrift der Universität zur Zentenarfeier ihrer Erneuerung durch Karl Friedrich« schrieb Fürbringer über Gegenbaur, dass dieser unter zunehmender Muskelschwäche litt, die ihm »den Gebrauch der Gliedmaßen und das Sprechen mehr und mehr erschwerte« (Fürbringer 1903, S. 423). Im Jahr 1901 übernahm Max Fürbringer schließlich den Heidelberger Lehrstuhl für Anatomie (☐ Abb. 6.3). Er wollte wie Gegenbaur morphologisch-vergleichende Fragestellungen klären und forschte infolgedessen intensiv an Mensch und Tier. Sein Hauptaugenmerk richtete er auf die Morphologie und Systematik der Vögel, aber auch auf die Vergleichende Anatomie des Schulter- und Brustbereiches anderer Lebewesen. Sehr viele der in seinen Büchern publizierten Zeichnungen erstellte Fürbringer selbst. Er verfasste Skizzenbücher, die prall an unglaublich detailreichen und farbigen Zeichnungen und seinen dazu angestellten Überlegungen waren. Sie entwarfen einen feingeistigen Forscher und Lehrer, der sich allerdings ebenso wie alle anderen seiner Vorgänger intensiv mit der Frage der Leichenbeschaffung auseinander setzen musste, um die Weiterführung der Lehre zu gewährleisten.

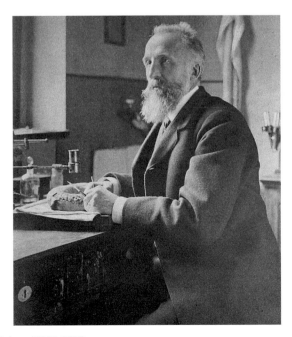

☐ **Abb. 6.3** Max Fürbringer (1846–1920)

Im Jahr 1904 sendete Fürbringer einen Vordruck an alle betreffenden Bürgermeisterämter und Ortspolizeibehörden, um offensiv für sein Anliegen – eine Vermehrung der Leicheneinlieferung – zu werben. Dies war nach all den Jahren, in denen die Anatomen quasi von Rechts wegen auf »ihre Leichen« bestanden, eine tatsächlich neue Strategie: Fürbringer appellierte an die Empfänger des Briefes, zum Wohle der Patienten die Verstorbenen freiwillig und ohne Zögern der Anatomie zu melden, denn die studentische Lehre und der Unterricht in der chirurgischen Operationskunst musste natürlich erst an Leichen absolviert werden, bevor man am lebenden Patienten sein neu erworbenes Können versuchen durfte. Dies sei demnach eine »humane Aufgabe«. Damit dies auch für die betreffenden Bediensteten attraktiv erschien, offerierte er denjenigen, die sich um eine fristgerechte Ablieferung kümmerten, »einen ansehnlichen Betrag für Ihre Bemühungen« (UBH, HeidHs 3473, 22.10.1904). Den trauernden Hinterbliebenen unterbreitete er das Angebot, ihnen bei Bedarf die Todesursache mitteilen zu wollen.

Fürbringer war aber offensichtlich nicht nur humor- und verständnisvoll, sondern konnte auch geradezu zynisch und unerbittlich Kritik aussprechen. Er schrieb auf Bitten seiner Ehefrau seine Memoiren und in diesen unveröffentlichten Lebenserinnerungen kritisierte er sehr offen und schonungslos die seiner Meinung nach falschen Verhältnisse im Institut, in der Universität und in der Stadt Heidelberg. Einige der Mitarbeiter in der Anatomie belegte er mit wenig schmeichelhaften Tiernamen, der Universität kreidete er Standesdünkel und Hochmut gegenüber dem »nicht souveränen Studentenpöbel« an, das Heidelberger Theater zeige mäßige und geschmacklose Aufführungen und die Heidelberger Presse verurteilte er wegen deren Schriftsatz – für wichtige Persönlichkeiten verwendete diese fett gedruckte Buchstaben, um Neuanstellungen, Geburtstage oder Hochzeiten anzukündigen (UBH, HeidHs 3473, S. 367–68, 389).

6.4.1 Kleinformatige Lehrtafeln

Wahrscheinlich hinterließ Fürbringer dem Institut nicht viele durch ihn erstellte Präparate, aber er wies einige Mitarbeiter an, bereits vorhandene Objekte, Präparate und Modelle auf kleine Pappen zu zeichnen. Diese kleinformatigen Tafeln in der Größe 18 × 24 cm sind heute ein echter Schatz an Informationen – Informationen, die es zum Teil immer noch zu bergen gilt. Die zum Teil noch heute vorhandenen Sammlungsobjekte wurden beschriftet und zeigen so auf, welchem Schwerpunkt sie in der Lehre zugeordnet wurden. Sie wurden vielleicht neben den aufgestellten Objekten platziert und fanden so Verwendung nach Art einer Legende. Darüber hinaus geben sie zum Teil Auskunft über den Ersteller und das Erstellungsjahr – grade diese Erkenntnisse sind in der Provenienzforschung unerlässlich. Wichtig sind auch die hier verwendeten Techniken, geben sie doch Aufschluss über die zeitgenössischen technischen Möglichkeiten und vielleicht sogar Kunstströmungen in ihrer Erstellungszeit. Viele Zeichnungen wurden von Joseph Heidelberger (Lebensdaten unbekannt) erstellt. Er verwendete auf seinen im Hause gelagerten 90 Tafeln überwiegend Tusche und Aquarellfarben, um fast schemenhaft, aber durchaus akkurat die anatomischen Strukturen zu betonen, Wichtiges von Unwichtigem zu trennen (◻ Abb. 6.4). Annie Gibian (Lebensdaten unbekannt), die unter Fürbringer studierte, ist noch mit 13 Zeichnungen im Institut vertreten. Sie arbeitete überwiegend mit Buntstiften und verlieh ihren Zeichnungen ein wirklich äußerst plastisches Aussehen. Es fiel ihr leicht, mit dem Stift derart Schatten und Licht zu kreieren, dass die menschlichen Präparate fast wie fotografiert erschienen, als wenn sie tatsächlich vor einem zu liegen kämen (◻ Abb. 6.4). Insgesamt 68 Zeichnungen hinterließ Lola Fleischmann (Lebensdaten unbekannt) dem Anatomischen Institut. Auch sie zeichnete sehr realistisch und verwendete dazu zum Teil Buntstifte, aber auch Aquarellfarben (◻ Abb. 6.4).

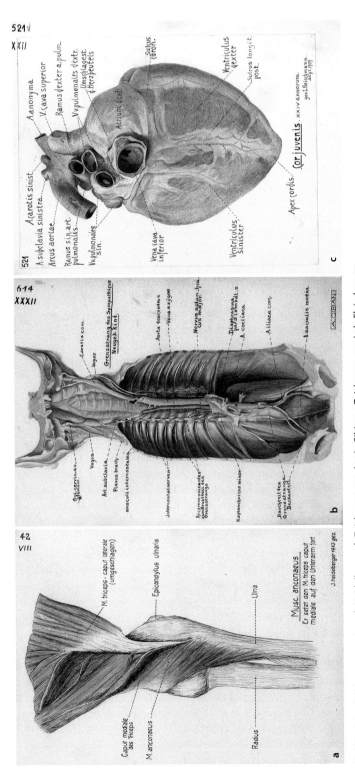

Abb. 6.4 a Zeichnung von Joseph Heidelberger, **b** Zeichnung von Annie Gibian, **c** Zeichnung von Lola Fleischmann

Nicht nur Zeichnungen wurden verwendet, auch fotografische Abbildungen der Objekte finden sich montiert und beschriftet auf den Papptafeln wieder. Zwei Frauen erstellten diese in der Hauptsache: die fest angestellte Laborantin Charlotte Ziesmer (1893–1974) und die Fürbringer-Doktorandin Marie Kaufmann-Wolff (1877–1922). Kaufmann war eine strebsame junge Frau, die nach ihrer Doktorarbeit nach Berlin ging, um dort in der Hautklinik bald die Poliklinik leiten zu dürfen. Sie erstellte nicht nur Fotografien, sondern bewies auch Geschick in der Erstellung anatomischer Zeichnungen. Kaufmann starb erst 45-jährig an den Folgen der damals grassierenden Spanischen Grippe.

Ziesmer besuchte die Lette-Schule, heute »Berufsbildungszentrum Lette-Verein« genannt, die in Berlin angesiedelt ist. Dort lernte sie bereits in den Jahren 1914 bis 1916 innovative Techniken kennen und wusste diese zweckmäßig in der Heidelberger Anatomie anzuwenden. Sie beherrschte die Fotografie und Filmtechnik, erstellte Röntgenfilme und konnte all diese Medien darüber hinaus auch vervielfältigen. Nach einer Weiterbildung wurde sie im Jahr 1923 »Technische Assistentin«, nun erstellte sie auch histologische Schnitte und war laut ihrem damaligen Vorgesetzten Hermann Braus zudem überaus pünktlich, sauber und fleißig. Ziesmer sah Heidelberg anfänglich nur als eine Zwischenstation an, doch sie blieb tatsächlich bis zu ihrer Rente dem Institut treu und half lange nach ihrer Rente noch regelmäßig in der Ausbildung junger Kollegen aus.

6.4.2 Großformatige Wandtafeln und Modelle

Im beginnenden 20. Jahrhundert wurde August Vierling (1872–1938) an der Heidelberger Universität angestellt (■ Abb. 6.5). Vierling begann im Jahr 1887 seine Ausbildung als Maler,

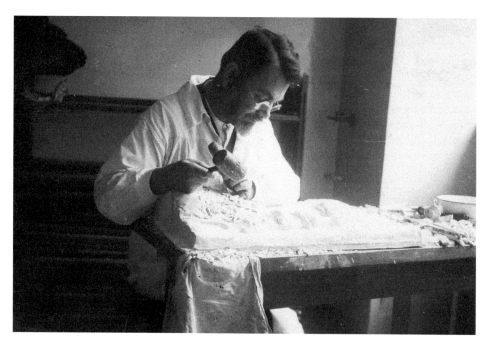

■ **Abb. 6.5** August Vierling (1872–1938)

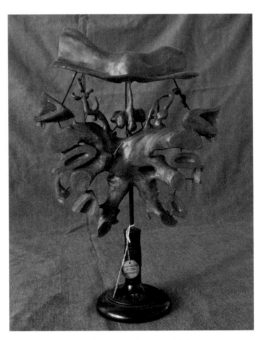

◘ **Abb. 6.6** Die Entwicklung der Schilddrüse als Wachsplattenmodell

von 1891 bis 1894 besuchte er die Kunstgewerbeschule in Karlsruhe. Diese ist nach einer Fusion mit der Kunstgewerbeschule bis heute als Staatliche Akademie der Bildenden Künste bekannt. Im Jahr 1901 ging Vierling auf persönliche Empfehlung seines damaligen Direktors aus Karlsruhe nach Heidelberg. Er wurde eingestellt und zeichnete fortan Abbildungen für Lehrbücher und Dissertationen, aber auch großformatige Wandtafeln für die Lehre. Der Erstellung dieser Lehrtafeln, die durch ihre Größe selbst in den hintersten Reihen eines Hörsaales gesehen werden mussten, gingen in der Regel zwei Arbeitsschritte voraus: Entweder wurde ein entnommenes und präpariertes Körperteil abgezeichnet und bestimmte Eigenschaften prominent und/oder schematisch dargestellt, oder Vierling fertigte ein Wachsplatten-Rekonstruktionsmodell an aus dem er ein Funktionsschema entwickelte. Die Basis dieser Modelle waren histologische Schnitte. Kleine Anteile von Organen, wie zum Beispiel von der Leber oder der Lunge, wurden nach der Behandlung mit verschiedenen Chemikalien in Paraffin eingebettet und danach mit einem speziellen Messer, einem sogenannten Mikrotom, in aufeinander folgende, sehr dünne Scheiben zerschnitten. Die Organteile lagen nun also als »Serienschnitte« vor. Darauf konnte das geübte Auge nun durch ein Mikroskop die anatomischen Strukturen erkennen, die von Belang waren. Diese Serienschnitte vergrößerte Vierling mithilfe eines speziellen Mikroskop-Aufsatzes und eines Storchenschnabels, übertrug diese Zeichnung auf Blaupapier und danach auf zuvor gegossene Wachsplatten und schnitt dann vorsichtig mit einem heißen Messer die gezeichneten Umrisse des vergrößerten Organs aus. Im Anschluss wurden die einzelnen Wachsscheiben aufeinandergelegt und miteinander verschmolzen. Eine kleine, mit dem bloßen Auge kaum sichtbare Struktur lag nun vergrößert als Modell vor (Doll 2008, S. 90–98) (◘ Abb. 6.6, ▶ Abschn. 14.9).

Diese Arbeit klingt – und war – definitiv kompliziert, erforderte äußerste Genauigkeit, war sehr zeitaufwändig und darüber hinaus konnte man die Arbeit mit dem heißen Wachs sicherlich sehr dominant im Haus »er-riechen«. Nach all dieser Vorarbeit, die übrigens durch den Leipziger Anatom Wilhelm His (1831–1904) und später Breslauer Anatomen Gustav Born (1851–1900) verbessert beschrieben wurde, fühlte sich Vierling gestärkt und informiert genug, um seine Lehrtafeln zu konzipieren. Nun hatte er Gewissheit über all die feinen Strukturen und wusste mit Bestimmtheit, dass er alle Einzelheiten erfasst hatte. Erst danach zeichnete er die Strukturen mit Kreide und Aquarellfarben vergrößert auf Leinwand oder gab seine Abbildung zum Druck frei. Seine wirklich meisterhaft gestalteten Tafeln sind in vielen Lehrbüchern zu finden und durch ein meist kleines, dezent aufgebrachtes, ineinander geschriebenes »AV« gekennzeichnet. Man findet sie in den Anatomiebüchern von Gegenbaur, Fürbringer, Braus, Merkel-Kallius, Kopsch und tatsächlich bis heute im Lehrbuch nach Benninghoff-Drenckhahn. Seine Zeichnungen wurden gelobt, in Buchbesprechungen ihre »hervorragende Schönheit« und Plastizität betont. Vierling war ein begehrter Mann; sein Chef Hermann Braus wollte ihn nach seiner Berufung nach Würzburg mitnehmen, seine ehemalige Kollegin Marie Kaufmann-Wolff versuchte ihn und seine ganze Familie nach Berlin zu locken und der Verleger Springer wollte ihn auch gerne in Berlin sehen. Trotz all dieser Versuchungen blieb Vierling der Abteilung und seiner badischen Heimat treu. Er diente bis zu seiner Rente – und darüber hinaus – der Heidelberger Universität, für die er lange Jahre als Universitätsoberzeichner arbeiten durfte (Doll 2013, S. 328–330). Sein Einfluss auf moderne anatomische Zeichner ist bis in die Gegenwart und über die ganze Welt verteilt sichtbar. Zeichnungen »Nach Vierling« finden sich im Internet bereits nach kurzer Suche.

6.4.3 Ein Buch soll entstehen

Die Besprechungen über das »G'sche Lehrbuch lauten im allgemeinen recht günstig; der Absatz dagegen hat sich bisher weniger befriedigend gestaltet« (UBA Ffm, Na 39, 2.12.1903). Der Leipziger Verleger Wilhelm Engelmann richtete diese wenig schmeichelhaften und direkten Worte im Jahr 1903 an Max Fürbringer Der engste Schüler Gegenbaurs sah sich damit aufgefordert, eine Neuauflage zu schreiben, die spätestens in zwei Jahren verkauft werden sollte (UBA Ffm, Na 39, 20.10.1903). Die erste Auflage dieses Werkes brachte Carl Gegenbaur im Jahr 1883 heraus, die Buchabbildungen waren auf Basis von Holzschnitten erstellt worden und wurden von mehreren xylographischen Instituten angefertigt. Sie basierten auf Zeichnungen von Carl Eduard Pausch (Lebensdaten unbekannt), der übrigens auch für den bedeutenden Anatomen Wilhelm His arbeitete. Gegenbaur entlehnte einige seiner Zeichnungen aber auch anderen zeitgenössischen Lehrbüchern für Anatomie, Pathologie und Histologie. Darunter befanden sich bekannte Autoren wie Albert von Kölliker (1817–1905), Julius Arnold (1835–1915), Carl Toldt (1840–1902), Wilhelm von Waldeyer (1836–1921) und Friedrich Merkel (1845–1919). Vorbildlich führte Gegenbaur in einem Nachweis auf, welcher Holzschnitt aus welchem Buch entnommen oder modifiziert wurde!

Fürbringer sah sich wahrscheinlich außerstande, der Aufforderung Engelmanns innerhalb kurzer Zeit nachzukommen, denn obwohl er bereits in einer Neuauflage als neuer Autor eingeführt wurde, dauerte es wesentlich länger als die angedachten zwei Jahre, eine echte Modernisierung auszuführen. Hans Bluntschli, ein ehemaliger Schüler Fürbringers führte dies auf den Tod des einzigen Sohnes Karl Fürbringers zurück, der im Jahr 1904 im Alter von 22 Jahren verstarb, »ein schwerer Schlag, … den er nie mehr ganz überwand« (Bluntschli 1922, S. 251).

Die meisten Veränderungen sollte es im ersten Band geben. Dieser behandelte nunmehr nur noch die Lehre von den Zellen, die vor- und nachgeburtliche Entwicklung des Menschen und allgemeine Kenntnisse wie Maßverhältnisse, Symmetrie und Lagebeziehungen des Körpers. Er beinhaltete weder das Skelettsystem noch die Muskeln, Bänder oder Gelenke. Diese Themenbereiche sollten in einem weiteren Band über das Organsystem behandelt werden. Das Gefäßsystem würde als dritter Band herausgegeben werden.

Erst im Jahr 1909 wurde endlich der erste Teil von Gegenbaurs »Lehrbuch der Anatomie des Menschen« umgearbeitet und aktualisiert als nunmehr achte Auflage in den Handel gebracht. Engelmann und die Druckerei Breitkopf und Härtel, ebenfalls aus Leipzig, sollten ihn bei diesem umfangreichen Unterfangen begleiten und unterstützen. Der Verlag übersendete auf Wunsch Fürbringers einigen seiner Kollegen ein Probeexemplar der ersten Auflage, die so Bedachten schrieben vollen Lobes Dankesbriefe an ihn. Unter den Gratulanten waren angesehene Mediziner und Anatomen wie Heinrich Friedrich von Eggeling (1869–1954), Alfred Fischel (1868–1938), August Froriep (1849–1917), Ivar Broman (1868–1946), Emil Gasser (1847–1919) und Ernst Gaupp (1865–1916) und der allgemeine Konsens lautete natürlich: Wundervoll, imposant, wertvoll, zeitgemäß, herrlich, … (UBA Ffm, Na 39, A4b, A-J).

Für diese neue Auflage wurde tatsächlich einiges geändert; es gab neue Erkenntnisse in den Wissenschaften, die Fürbringer durch ausführlichere Beschreibungen implementieren wollte. Dabei wollte der Anatom gleichzeitig die Texte seines Vorgängers vereinfachen, da vielen Lesern die Texte in den vorhergehenden Ausgaben zu anspruchsvoll oder sogar veraltet erschienen.

Die gezeichneten Druckvorlagen befinden sich zum größten Teil noch in Fürbringers Nachlass (UBH, HeidHs 3473). Sie geben einzigartige Auskunft nicht nur über die Fähigkeit der beteiligten Zeichner, sondern auch über die technischen Vorgänge und Bemühungen, die kurz nach der Jahrhundertwende erforderlich waren, um Illustrationen in einem Buch einfügen zu können.

Die Heidelberger Mitarbeiter erstellten viele neue mikroskopische und makroskopische Präparate, die August Vierling, der überaus begabte und wissensbegierige Zeichner des Instituts, großartig zu Papier brachte. Diese Abbildungen sollten in Form zeitgemäßer Abbildungen den Lernstoff illustrieren. Gegenbaur selbst erkannte zwar an, dass Abbildungen hilfreich sein können, doch da in einigen Bereichen zu viele Meinungen und Befunde in Koexistenz betrachtet werden konnten, lehnte er zu viele Darstellungen ab; sie trügen »mehr zur Erzeugung irrthümlicher Vorstellungen bei, als dass sie aufklärend wirkten. Daher ist übel beraten, wer in solchen Fällen seine Kenntnisse nur aus Bildern schöpft« (Gegenbaur 1892, S. IX). Fürbringer plante hingegen erheblich mehr Abbildungen einzufügen.

Neben August Vierling machten sich einige der bekanntesten Illustratoren dieser Tage an die Arbeit, das modern konzipierte Lehrbuch mit neu gezeichneten oder nachgezeichneten Präparaten und Schaubildern unter Fürbringers Anleitung und nach seinen Aufträgen zu bereichern.

Bruno Keilitz (1898–1925) aus Wien, der sich nicht nur durch seine hervorragenden Illustrationen für den Anatomie-Atlas von Julius Tandler (1869–1936) einen Namen machte, sondern auch durch naturgetreue Darstellungen von Operationspräparaten, war einer dieser Mitarbeiter. Natürlich arbeitete auch Adolf Giltsch (1852–1911) an den Verbesserungen der Abbildungen. Giltsch war Fürbringer bereits aus seinen Tagen in Jena bekannt. Er zeichnete dort die hervorragenden, unglaublich realistischen, aber zugleich auch künstlerisch anspruchsvollen Abbildungen für den Naturwissenschaftler und Mediziner Ernst Haeckel (1834–1919). Ludwig Schröter (1861–1929), der jüngere Bruder des Zürcher Botanikers Carl Schröter (1855–1939) war in der Zeit von 1909 bis 1912 im Heidelberger Adressbuch gemeldet und fertigte ebenfalls Zeichnungen für die Neuauflage an. Er hatte sich bereits zum Beispiel als wissenschaftlicher Zeichner des Pathologen Paul Ernst (1859–1937) einen Namen gemacht, viele seiner Werke gab jedoch sein Bruder Carl in Auftrag.

Fürbringer plante aber auch wie Gegenbaur, manche Abbildungen aus anderen Lehr-büchern »abkupfern« zu lassen.

Ein kurzer Vergleich zwischen den durch Gegenbaur und Fürbringer konzipierten Kapiteln führt schnell vor Augen, wie umfangreich die Änderungen tatsächlich waren. Befanden sich im Jahr 1888 im Kapitel »Von den Formelementen« auf sechs Seiten genau vier Abbildungen, so verfasste Fürbringer für den ersten Band der Neuauflage des Jahres 1909 gleich 97 Seiten für das gleiche Thema und brachte dort insgesamt 44 Abbildungen, die in der Regel vom Text umschlossen wurden, unter. Sie zeigten zum Beispiel einzelne Zellen, Amöben, Blutkörperchen, Knorpelzellen, Drüsenzellen oder Zellen in einzelne Stationen eines Bewegungsablaufes. Inte-ressanterweise gab es auch einige Bilder, die mehrfach Verwendung fanden: Die Zeichnung »Schema einer Zelle mit Schaumstruktur« ist sogar in vierfacher Ausführung zu finden.

Da August Vierling die meisten dieser sehr feinen Tuschezeichnungen erstellte, kann man durchaus annehmen, dass er sie nach dem mikroskopischen Studium direkt abzeichnete. Er begann seine Laufbahn in Heidelberg als »Mikroskopischer Präparator« und war äußerst ge-schult in der Ausführung histologischer Arbeitsschritte und der Arbeit am Mikroskop.

Dies gilt gewiss für die Abbildung 16, welche am 3. Oktober 1911 gezeichnet wurde, um sehr leicht modifiziert im Jahr 1924 im Lehrbuch »Anatomie des Menschen« von Hermann Braus im zweiten Band über Eingeweide Eingang zu finden. Diese Zeichnung findet sich ebenfalls in Fürbringers Nachlass und zeigt den Querschnitt der Unterlippe eines Mannes. Das Original, ein histologisches Präparat, wurde, so gibt die Rückseite der Druckvorlage mit der Nummer 463 preis, aus der Lippe eines Hingerichteten entnommen. Er stand bereits als Präparat in der Heidelberger Sammlung zur Verfügung. Es ist so exakt gezeichnet, dass das Bild selbst bei genauerer Betrachtung nicht erkennen lässt, ob es sich um eine Zeichnung oder um eine retu-schierte Fotografie handelt, die an die Druckerei gegeben wurde. Sowohl die passende Legende als auch die Striche, welche später als Beschriftungslinien dienen sollten, waren auf Pergament-papier gezeichnet worden und liegen dem auf festem Karton gezeichneten Gewebeschnitt bei.

Neben einer ungeheuren Vermehrung der Bilder gab es auch neue Entwürfe. Die Figur 46 aus dem aktualisierten Band 1909 zeigt eine »Halbschematische Darstellung der Spermio-genese der Ratte nach V.v. Ebner (1902) in 32 Stadien«. Im Jahr 1888 beschrieb Gegenbaur, ohne eine Illustration zu Hilfe zu nehmen, auf knapp zwei Seiten Text die Entstehungsphasen der Spermien. Fürbringer ließ neben fünf Seiten Text im Kapitel »Vom ersten Aufbau des Körpers« zusätzlich eine Zeichnung einbinden. Horizontal ausgerichtet nimmt sie fast das halbe rechte Blatt mit der Seitenzahl 179 ein. Die Blickrichtung geht von links unten nach rechts oben, damit der Betrachter in vier Durchläufen die verschiedenen Phasen, die hier Keim- und Vermeh-rungsphase, Wachstums-, Reifungs- und Umbildungsphase genannt wurden, erfassen kann. Die unterschiedlichen und nebeneinanderliegenden Bestandteile und Wandelungen der Zelle wurden zur leichteren Erfassung derselben mittels unterschiedlicher Farben kodiert. Auf der linken Seite imitiert ein Strich die Zellwand, das gedachte Innere der Zelle, das sogenannte Lumen, liegt offen in Richtung des Buchvorderschnitts.

Im Nachlass, zwischen all den Zeichnungen für die Aktualisierung aus dem Jahr 1909, befinden sich jedoch auch zahlreiche Abbildungen, die wahrscheinlich für die Neuauflage des Bandes »Innere Organe« erstellt wurden. Darunter befindet sich auch eine Zeichnung mit Nummer 542a, welche einer Veröffentlichung von Waldeyer entnommen wurde (Waldeyer 1906, S. 180). Diese schwarz-weiße Abbildung rekurriert auf eine frühere Arbeit von Waldeyer und Carl Benda (1857–1932) und bildet nun die Spermiogenese kreisförmig als Zyklus ab. Die durch Keilitz reproduzierte Abbildung wurde um die gleichen Farben erweitert, die zuvor im Lehrbuch des Jahres 1909 verwendet wurden. Die einzelnen Phasen wurden gelb-, orange-, rosa- und lilafarben präsentiert, darüber hinaus ahmt die Darstellung den tatsächlichen Blick auf ein vergrößertes Hodenkanälchen durch das Mikroskop nach. Außen ist die Zellwand stilisiert abgebildet und innerhalb dieser Begrenzung wird der Kreis durch sechs keilförmige »Kuchenstücke« unterteilt, die leicht keilförmig auf das zentral liegende Lumen zulaufen. Die einzelnen Entwicklungszustände, von den Spermatogonien bis hin zu den reifen Spermatiden, laufen hier zum Teil parallel und ebenfalls kreis- und zusätzlich spiralförmig entlang des Lumen ab. Die neue Zeichnung überwindet die zelluläre Ebene und involviert stärker als zuvor die Prozesse des noch lebendigen Körpers. Sie stellt diese Vorgänge zeitlich und zum Teil gleichzeitig ablaufend dar und verzahnt hier gekonnt makroskopische und mikroskopische Anatomie mit physiologischen Vorgängen. Die Planung für dieses Buch schien weit gediehen zu sein; es gab Reinzeichnungen auf Pappe, welche die Konturen, Bezugslinien, Beschriftungen und Angaben zur farblichen Ausgestaltung beinhalteten. Neben diesen erstellten Druckvorlagen für die Grundfarben blau, gelb, rot und schwarz gab es bereits die gleichfarbigen Andrucke. Um diese zu erstellen, nahm man in einer lithographischen Anstalt die Reinzeichnungen wahrscheinlich auf mit Fotoemulsion beschichteten Glasplatten auf und erstellte in unterschiedlichen fotografischen Kopiervorgängen diese einzelnen Farbauszüge. Diese Probedrucke ermöglichten es Fürbringer, sowohl die Farbgebung als auch die grafische Genauigkeit auf den Druckvorlagen zu überprüfen.

Mit der Farbgebung schien Fürbringer einverstanden zu sein, denn auf dem entsprechenden Andruck bat er darum, »die Buntdrucke auf den schwarzen Druck aufzudrucken und mir dann 3 Exemplare zu senden«. Nachdem dies geschah, monierte er: »Die bunten Farben sind nicht genau aufgetragen. In d. Reproduktion ist darauf zu achten, das sie die Zellengrenzen einhalten! Die Farben sind so zu wählen, wie im Gegenbaur-Fürbringer I, p. 179, Fig. 46.« Dieser alle Farben in sich vereinigende Druck schien ihm zu gefallen, denn er notierte auf dem Blatt oben rechts »gut«.

Nach dieser Arbeit hätte ein sogenanntes Klischee, eine Druckform für den Buchdruck, erstellt werden müssen. Es ermöglichte, standgerecht im Satzspiegel des Fließtextes montiert, den Druck von Schrift und Bild in einem Arbeitsgang. Für jede weitere Druckfarbe – gelb, rot und blau – wurden jeweils eigene Druckformen benötigt, deren Bild je nach Ausstattung der Druckmaschine entweder in einem einzigen Druckgang, oder nacheinander aufs Papier gebracht wurde (❑ Abb. 6.7).

Diese Möglichkeiten fehlten denjenigen Anatomen, die sich »nur« der Holzschnitttechnik bedienten. Im Jahr 1904 richtete der bekannte Anatom Johannes Sobotta (1869–1945) einen

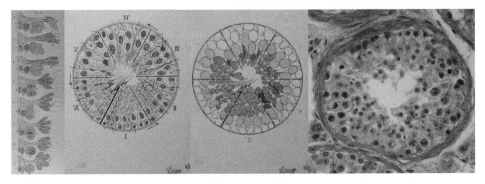

❑ **Abb. 6.7** Die Spermiogenese: Zeichnung nach Gegenbaur & Fürbringer und der Blick durchs Mikroskop

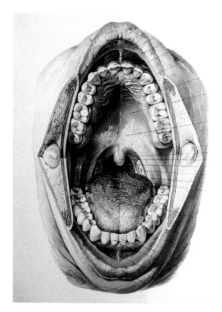

Abb. 6.8 Unfertige Lehrbuchabbildung von August Vierling aus dem Jahr 1911. Der Betrachter schaut in den Rachenraum

Brief an Fürbringer, in welchem er sich über die damalig häufigsten Arten von Beschriftung der Figuren beklagte und gleichzeitig um Rat fragte (UBA Ffm, Na 39, 21.2.1904): Meistens wurden die Bezeichnungen, wenn man das damals gängige Verfahren wählte, in die gezeichneten Muskeln selbst eingebracht. Kleine Abbildungen waren dazu ungeeignet, denn der Text wurde zu klein und unleserlich. Da die farblichen Abstufungen bei dieser Methode durch eine Schraffur erzielt wurde, konnte man die Schrift, auch wenn sie eigentlich groß genug geschrieben wurde, trotzdem kaum lesen. Wurde die Beschriftung, wie heute gang und gäbe, an den Rand der Abbildung verbracht und durch einen Strich mit der Struktur verbunden, erfolgte dieser Schritt neben einem möglichen zusätzlichen Farbdruck und verursachte einen weiteren kostensteigernden Druck.

Die meisten neuen Abbildungen stammten von August Vierling. Einige musste der Heidelberger Universitätszeichner sogar nur deshalb zeichnen, weil die Abbildungen anderer Zeichner wie zum Beispiel Keilitz nicht Fürbringers qualitativen Ansprüchen entsprechen konnten. Eine Zeichnung, die einen geöffneten Mund und die ermöglichte Ansicht des Rachens nebst Legende auf Pergament zeigt, gehört zu diesen erneut erstellten Bildern (■ Abb. 6.8). Am 5. Januar 1911 zeichnete Vierling »nach natürlicher Größe«, 3/4 verkleinert diese Ansicht auf Karton. Am 17. Juni 1911 sollte sie reproduziert werden, Fürbringer notierte am 5. Oktober desselben Jahres: »Die Abbildung muß nochmals reproduziert werden, da die dicken weißen Linien auf der Zunge bei der bisherigen Reproduktion das ganze schöne Bild verderben.«

Es sollte ein Bild mit der Nummer 266 ersetzen, doch mutmaßlich erschien das äußerst detailgetreue Bild in keinem Atlas oder Lehrbuch. Am 1. Oktober 1913 schrieb der Co-Autor des Gefäßsystems Ernst Göppert (1866–1945) an Fürbringer: »Die Forderung des Verlegers betreffend die Übernahme der bisherigen Herstellungskosten hat mich außerordentlich überrascht. Sie kann doch kaum ernst gemeint sein, kann wenigstens nicht ernst genommen werden...« (UBA Ffm,1.10.1913). Engelmann schien offensichtlich verärgert und ließ über einen Rechtsanwalt einen Brief an Fürbringer senden, der diesen sogleich Göppert zur Ansicht schickte. Fürbringer kam seinen möglichen Verpflichtungen nicht nach, zahlte keine Herstellungskosten und selbst vier Jahre später war noch immer keine Neuauflage in Sicht. Welche Ausgaben genau gemeint waren, konnte nicht ermittelt werden. Die Druckkosten für die Andrucke allein waren sicherlich nicht gering, vielleicht trat Engelmann sogar noch für das Gehalt der Zeichner in Vorlage ein. Im Nachruf auf Fürbringer fasste Blunschtli diese für alle Beteiligten wohl sehr unangenehme Situation kurz zusammen und postulierte eher indirekt, Fürbringer hätte »keine Freude« mehr an der Fortführung gehabt und »statt dessen erwuchs ihm mancherlei Verdruß daraus«, bis schließlich der Erste Weltkrieg die Arbeiten unmöglich machten (Bluntschli 1922, S. 251).

Zusammengefasst kann jedoch durchaus festgehalten werden: Die Druckvorlagen für den geplanten zweiten Teil und die darin abzubildenden Inhalte, der Bewegungsapparat und die inneren Organe, wurden bereits von etlichen Künstlern erstellt und einige Andrucke durch Breitkopf und Härtel ausgeliefert. Der erste und aktualisierte Band aus dem Jahr 1909 deckte Wissen ab, das sicherlich nur fortgeschrittene Studierenden zum tiefergehenden Studium anregte. Ohne die initial wichtigen Darstellungen über den Aufbau des Skelettsystems, der Muskeln, Bänder und Gelenke war das Buch für die jungen Studierenden, die den makroskopischen Präparierkurs besuchten, fast wertlos. Lediglich der dritte Band über das Gefäßsystem wurde im Jahr 1913 aktualisiert vorgelegt. In diesem Buch befinden sich tatsächlich viele Vierling-Zeichnungen, die bis heute und unverändert im Anatomiebuch von Benninghoff und Drenckhahn aus dem Elsevier Verlag zu finden sind. Die Qualität der neu erstellten Abbildungen war hervorragend, doch anders als die Atlanten und Lehrbücher der Kollegen Sobotta, Benninghoff und Gray konnte dieses Buch nicht bis heute überdauern; die Überarbeitung durch Fürbringer zerriss den Inhalt, der weder durch ihn noch einen weiteren Anatomen aufgegriffen und neu publiziert werden sollte. Fürbringers Schwiegersohn Hermann Braus publizierte zwar ebenfalls einen Anatomieatlas, doch mit dem Verleger Springer sollte er einen Partner finden, der experimentierfreudig genug war, um traditionelle Wege zu verlassen und nun den Schwerpunkt auf die Anatomie des lebenden Menschen zu legen.

Vierling zeichnete sich aus, »nicht etwa eine beliebige, grade auf dem Präpariersaal oder im Mikroskop sich darbietende, technisch bedingte Form eines Präparates abzubilden, sondern möglichst genau die wirkliche Form, wie sie im zusammenhängenden Körper ist, herauszufinden und festzuhalten. Langjährige Vorstudien, Fertigkeit im modellieren und in anderer Technik, Zuverlässigkeit und eindringende Kenntnis verbürgen den Erfolg« (Braus 1921, S. IV). Einige dieser Vorstudien befinden sich auch im Nachlass. Sie zeigen eindrucksvoll auf, wie sich Vierling den zu zeichnenden Formen und Strukturen näherte. Verschiedene Ansichten wurden schlussendlich in eine perfekte Zeichnung umgewandelt, deren Qualität bis heute kaum übertroffen wurde. Im Nachruf auf Vierling beschrieb ihn der Heidelberger Anatom Hermann Hoepke (1889–1993) als Künstler, der sich durch »seine kritische Einstellung und sein wissenschaftliches Interesse« auszeichnete. »Er hat nie etwas gezeichnet, was er nicht bis in alle Einzelheiten hinein erkannt und durchdacht hatte« (Hoepke 1938, S. 188).

6.5   Die Anatomie auf der Weltausstellung in St. Louis

Vom 30. April 1904 bis zum 1. Dezember 1904 fand in den USA die Weltausstellung »The Saint Louis World‹s Fair« statt. Auf dieser internationalen Leistungsschau wurden der interessierten Öffentlichkeit u. a. die neusten Erfindungen auf dem Gebiet der Elektrizität gezeigt. In einer

Halle standen neue und sicherlich beeindruckende Maschinen, aber auch Kunstwerke konnten besichtigt werden. Der »Palace of Education« stand von Lagunen umringt und dessen Umrisse wurden bei Nacht durch unzählige Lampen beleuchtet. In diesem Pavillon wurden moderne Unterrichtsmittel und -methoden beworben, die allen didaktischen Stufen, vom Kindergarten bis zur Universität, von der Berufsschule bis hin zur Schule für Blinde, gerecht werden wollten. Lehrmittelfirmen und auch die Anatomischen Institute Deutschlands wurden aufgefordert, daran teilzunehmen. Zierte sich Fürbringer anfänglich, da er glaubte seine Objekte könnten neben den reichen Instituten nicht bestehen, meldete er sich dennoch auf Nachfrage seines Berliner Kollegen Heinrich Wilhelm Waldeyer (1836–1921), um Präparate beizusteuern. Waldeyer koordinierte mit seinem Präparator Adolf Seifert (1868–1934) die Beiträge der deutschen Anatomie, organisierte die Übersendung in die USA und betreute auch die Ausstellungsstücke vor Ort. Am 2. Januar 1904 bestätigte Waldeyer die Ankunft der Heidelberger Präparate in Berlin (UAH, K-IV/1-58/3, 5.1.1904). Insgesamt konnte man an über 150 Ständen Objekte wie Modelle, Präparate, Instrumente oder Abbildungen bewundern. Die Heidelberger Anatomie bezog den Stand 576 und zeigte dort durch Formol gehärtete und haltbar gemachte Gehirnschnitte, die durch die Verwendung des Färbemittels Karmin die Zellkerne blau-violett erscheinen ließen. Knochenpräparate in flüssigkeitsgefüllten Gläsern veranschaulichten verschiedene Entwicklungsstufen des Knochenwachstums, einige darunter sägte man in der Mitte entzwei, um die unterschiedliche Bälkchenstruktur im Inneren zeigen zu können. Gesäuberte und getrocknete Schädelknochen wurden in kleinen Gläsern präsentiert, an einem halbierten Schädel konnten die Zuschauer übersichtlich die kleinen Knochenanteile im Zusammenhang betrachten (Doll 2013, S. 180–181). Die Präparate wurden von Ernst Göppert (1866–1945) und dem Diener Wilhelm Dietz (1869–1946) erstellt. Dietz arbeitete hart und ausdauernd, er erstellte viele Präparate und bekam sogar eine Laborantenstelle zugeteilt, doch im Kriegsjahr 1916 konnte er die vielen fehlenden Kollegen und seine mindestens 70-stündige Arbeitswoche nicht mehr ausgleichen. Heutzutage würde man sicher einen »Burnout« diagnostizieren; er wurde arbeitsunfähig und in die Pharmakologie versetzt (GLA, 235, 3149, 26.8.1916).

Wilhelms Vater Joseph Jacob (1841–1901) machte sich leider eher einen Namen durch sein auffallendes Verhalten als durch gute präparatorische Leistung: Es wurde ihm vorgeworfen, Putzmittel, Werkzeug und Holz veruntreut zu haben. Er vermietete Kellerräume an Nachbarn, die dort ihre Pflanzen überwintern lassen wollten, oder Grünflächen, damit dort Wäsche zum Trocknen aufgehängt werden konnte. Der Gipfel war wohl erreicht als er versuchte, natürlich ohne Genehmigung, ein Institutszimmer in ein Badezimmer für sich und seine Familie umzubauen! Fürbringer wollte ihn aus dem Institut werfen lassen, doch soweit kam es nicht (UAH, PA 5, 28.5.1901). Joseph Jacob entleibte sich selbst, indem er Sublimatlösung trank und Tage später elendig an der darauf folgenden Quecksilbervergiftung zugrunde ging. Bei der anschließenden Leichenöffnung wurde eine starke Leberveränderung durch Alkoholmissbrauch diagnostiziert. Dietz traf Vorkehrungen für sein Ableben. Unter der Überschrift »Ein heiteres Begräbnis« notierte die Heidelberger Zeitung am 5. Juni 1901, dass Dietz testamentarisch den Trauergästen auf seiner Bestattung »einige vergnügte Stunden« verordnete. Er kaufte vorsorglich ein Fass Bier und die angeheiterten Gäste steuerten nach der Feier eine Gaststätte in der Unteren Straße in der Heidelberger Innenstadt an und feierten dort in Gedenken an Dietz Senior weiter (UAH, PA 5, 5.6.1901).

Nach dem Abbau der Weltausstellung spendete die Heidelberger Anatomie diese Objekte auf Anfrage an die »Staatliche Sammlung ärztlicher Lehrmittel«, die dem Kaiserin-Friedrich-Haus in Berlin angegliedert werden sollte (UAH, K-IV/1-58/3, 31.1.1905). Die Sammlung wurde im Jahr 1902 von Robert Kutner (1867–1913) gegründet, um universitären aber auch außeruniversitären Instituten und Personen Objekte zu Lehrzwecke unentgeltlich zur Verfügung zu stellen (Internet Universitätssammlungen). Die Sammlung und somit auch der bescheidene Heidelberger Beitrag gelten heute leider als verschollen, da sie während des Zweiten Weltkriegs unter schwerem Beschuss standen.

6.6   Hermann Braus, Bewegung und neue Medien

Hermann Braus (1868–1924) wurde im Jahr 1912 der Nachfolger seines Schwiegervaters Max Fürbringer (◘ Abb. 6.9). Braus studierte in Jena Medizin und lernte dort auch die Familie Fürbringer kennen. Wie Gegenbaur und Fürbringer zuvor forschte auch Braus im Bereich der vergleichenden Anatomie und so ist es nicht verwunderlich, dass er in seiner Doktorarbeit das Nervensystem von Knorpelfischen untersuchte. In Heidelberg angekommen arbeitete Braus als Institutsleiter nun neben seinen Forschungsarbeiten auch verstärkt an der Organisation des Unterrichts. Seine Methoden wurden zu Beginn des 20. Jahrhunderts sicherlich als sehr fortschrittlich angesehen. Er zeigte in einem extra dazu hergerichteten Raum Filme, projizierte Fotos und Glasdias mit Episkopen, besprach Röntgenbilder, Röntgenreliefbilder und groß- sowie kleinformatige Zeichnungen und Modelle (Eggeling 1926/7, S. 285–286). Leider sind keine Filme aus dieser recht frühen Vorführpraxis mehr im Haus zu finden. Andere Filme aus einem etwas späteren Zeitraum zeigen aber zum Beispiel Zeitrafferaufnahmen oder Mikrokinematographieaufnahmen, die kaum sichtbare und/oder lange dauernde Vorgänge binnen weniger Minuten darstellten. Im Haus sind ebenfalls noch Filme mit Bewegungsstudien oder seltenen Erkrankungen vorhanden. Aber auch Filme die Tierversuche zeigten, diese somit ersetzen konnten, wurden gezeigt (Doll 2015, S. 287–288). Die zu dieser Zeit noch als Stummfilm konzipierten Werke sollten wahrscheinlich den Studierenden in kurzen Sequenzen Inhalte vermitteln, die sie beim Lernen unterstützen und zum Nachdenken anregen sollten.

Braus war durch die verwendeten Lehrmittel ohne Frage seiner Zeit voraus, denn erst im Jahr 1935 und somit mehr als zehn Jahre nach den ersten Filmvorführungen in der Heidelberger Anatomie forderte Bernhard Rust (1883–1945), der Reichsminister für Wissenschaft, Erziehung und Volksbildung den professionellen Einsatz des Unterrichtsfilms. Rust gründete eine Institution, die RfdU (Reichsstelle für den Unterrichtsfilm), deren Leiter Kurt Gauger (1899–1959) das Filmwesen auch in den Hochschulen etablierte. Ob es Zufall war, dass Gauger Psychotherapeut war und sich gewiss gut mit der Manipulation des menschlichen Innenlebens auskannte? Schon im April des Jahres 1936 kam Gauger nach Heidelberg und sprach dort über die Verwendungsmöglichkeiten des Films (UAH, B-2155/2, 8.4.1936). Um die Umsetzung möglichst flächendeckend kontrollieren zu können, sollte jede Universität einen Filmreferenten bestimmen, der wiederum direkten Einfluss auf die Institute ausüben konnte (UAH, B-2155/2, 12.8.1935). In Heidelberg wurde im März 1935 Prof. Dr. Hans Hermann Adler (1891–1956) aus dem Institut für Zeitungswissenschaften ernannt, der Kunsthistoriker Prof. Dr. Hubert Schrade (1900–1967) löste ihn ein Jahr später ab (UAH, B-2155/2, 14.3.1936). Wollte Braus sicherlich nur mit Hilfe des neuen Mediums Film den Unterricht bereichern, so wurde der Film nun politisch instrumentalisiert. Die RdfU, später RWU (Reichsstelle für Film und Bild in Wissenschaft und Unterricht), kontrollierte die Mittelbewilligung für die Anschaffung der Filme und Projektoren, sie kontrollierte auch die »Auslandsarbeit« und somit die Kontakte zu ausländischen Forschern und potenziell Andersdenkenden. Auch wenn der Film und seine Produktion nun ausdrücklich als Publikationsmittel erwünscht waren, war die Erstellung von Forschungs- oder Unterrichtsfilmen nur möglich, wenn sie zuvor vom obersten Dienstherr als Nebentätig-

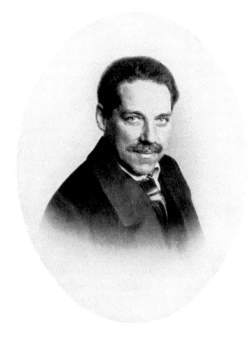

keit genehmigt wurde (UAH, B-2155/2, 12.8.1935)! Geradezu harmlos mutet da ein Artikel aus dem Jahr 1925 an. Der Film Kurier Nr. 262 berichtete am 26. November dieses Jahres über geplante Filmvorführungen in der Heidelberger Medizinischen Klinik. Freitagabends wurden ab November desselben Jahres medizinische Filme in der Klinik vorgeführt, der Artikel aversierte neben einem Film über eine Entfernung eines Magens u. a. den wirklich spektakulären Film »Der Muskelmann Wilhelm Emter aus Lörrach«. Ein leider schlecht erhaltener Stummfilm mit diesem Titel befindet sich noch heute im Archiv des Instituts. Diese knapp über 4 Minuten lange »Laufbildfolge« zeigt einen Mann mittleren Alters, ein Artist, mit entblößtem Oberkörper, der verschieden mögliche und unmöglich scheinende Bewegungsmöglichkeiten des Oberkörpers und der Arme präsentiert. Der Film kam erst nach Braus' Ableben auf den Markt, doch auch Braus war schon Jahre früher an Bewegungsabläufen interessiert.

In seinem drei Bände umfassenden Lehrbuch zur Anatomie des Menschen, das zwischen 1921 und 1932 publiziert wurde, legte er großen Wert auf die Integrierung von Bewegungsstudien, Röntgenbildern und Funktionsabläufen. Die dafür benötigten Studien und andere anatomische Abbildungen zeichnete selbstverständlich der hausinterne Zeichner August Vierling für ihn. Beeinflusst durch Gegenbaur und Häckel (Vergleichende Anatomie), Roux und Spemann (Experimentelle Embryologie) sowie Kölliker (Deskriptive Histologie) erstellte Braus ein Lehrbuch, das neue Maßstäbe setzen sollte. Wie häufig, wenn es radikale Umwälzungen gibt, gab es auch hier Befürworter und Kritiker. Die letzgenannten schalten Braus wegen Unübersichtlichkeit und einem Schwerpunkt, der für den Anfänger nicht geeignet sei – die Funktionalität. Die Heidelberger Vorlesung »Bewegungsapparat und Eingeweide«, bis dato wurde der Unterricht »Osteologie (Knochenlehre), Syndesmologie (Bänderlehre), Myologie (Muskellehre)« genannt, betonte den funktionellen und übergreifenden Aspekt, der nachhaltig neue Standards setzte. Die auf Braus folgenden Anatomiebücher wie das Buch von Alfred

Benninghoff (1890–1953) sollten diesen Gedanken aufgreifen, der im Buch »Praktische Anatomie« von Titus von Lanz (1897–1967) in Zusammenarbeit mit Werner Wachsmuth (1900–1990) den »neuen Geist des lebendigen anatomischen Unterrichts« exzeptionell betonte und darüber hinaus klinische Aspekte in die Darstellung involvierte (Herrlinger 1953, S. 276).

6.6.1   Ein neues Sammlungsbuch

Im Jahr 1916 ließ Braus einen neuen Sammlungskatalog anlegen. Er nannte ihn Standortkatalog, weil darin die Objekte nicht nur benannt und katalogisiert wurden, sondern er ließ auch genau den jeweiligen Standort erfassen und hielt zusätzlich fest, ob es eine Fotografie oder eine davon angefertigte Zeichnung dazu gab. Für diese sicher lange andauernde und mühselige Arbeit (es wurden insgesamt 2.439 Objekte, Präparate und Modelle eingetragen) rekrutierte Braus zwei Studenten. Adrian Manuwald und Julius Knosp (Lebensdaten unbekannt) arbeiteten sich durch die unzähligen Vitrinen, die auf den Gängen und in einem eigenen Sammlungsraum zu finden waren. Interessanterweise fehlen fast alle über 800 beschriebenen, krankhaft veränderten Präparate, die Henle in seinem Katalog zur »Pathologischen Sammlung« noch akribisch festhielt. Vielleicht wurden sie einem anderen Institution oder gar einem Privatsammler überlassen? Das Institut für »Pathologische Anatomie« wurde Mitte des 19. Jahrhunderts mit dem Sohn des damaligen Heidelberger Anatomen Friedrich Arnold besetzt. Julius Arnold (1835–1915) erhielt im Jahr 1866 einen Ruf für diesen neu geschaffenen Lehrstuhl. Was läge also näher, als diese Präparate sozusagen in Amtshilfe, vom Vater zum Sohne, dem neu geschaffenen Lehrstuhl zu überlassen?! Tatsächlich gibt es im Jahr 1866 eine »Instruction«, die anlässlich der Neugründung der Pathologie an den Engeren Senat der Universität Heidelberg gerichtet wurde (UAH, RA 6785). Hier wird Arnold Junior als Prosektor informiert, dass er das Recht und die Pflicht habe, alle Verstorbenen aus der Poliklinik Heidelberg zu obduzieren. Daraus entstehende Präparate mussten der pathologisch-anatomischen Sammlung »einverleibt« werden, die zu Demonstrationszwecken angelegt werden sollte. »Als Grundstock derselben ist die bereits bestehende pathologisch-anatomischen Sammlung der Anatomie« und längst vorhandene Objekte aus der Klinik zu betrachten. Da Julius Arnold auch für »eine geordnete Aufstellung und Etikettierung« zu sorgen hatte, kann es natürlich gut sein, dass er alle zusammengeführten Präparate ordentlich neu und mit einem einheitlichen System ordnen und beschriften ließ, vielleicht auch, um die veränderten Besitzverhältnisse klar und deutlich zu dokumentieren. Zumindest sind in der Pathologie keine Präparate mehr vorhanden, die eindeutig aus dieser Zeit stammend beschriftet wurden.

Von welchen Lehrmittel berichteten also Manuwald und Knosp im beginnenden 20. Jahrhundert? Die Präparate wurden hauptsächlich dem Bereich des Bewegungsapparates entnommen. Solche aus dem Brust- oder Bauchraum gab es nur sehr wenig, ebenso wenig Gehirne oder Schädel. Erscheint dies auf den ersten Blick ungewöhnlich, so kann der Bestand jedoch dadurch erklärt werden, dass es auch weiterhin immer noch zu wenige Leichname gab und viele der eingelieferten Verstorbenen darüber hinaus unglücklicherweise zuvor in der Pathologie oder Gerichtsmedizin einer Leichenöffnung unterzogen wurden. Die Anatomen mussten nach diesem doch sehr komplexen Eingriff, bei dem alle drei Körperhöhlen geöffnet und die sich darin befindlichen Organe einzeln untersucht wurden, mit den noch verbliebenen, intakten Körperteilen vorliebnehmen. Dies waren demnach häufig die Extremitäten, sodass eine größere Zahl von Präparaten aus diesen Gebieten nach einer Obduktion nicht vorhanden war. Es gab z. B. Knochen in einer Aufbewahrungsflüssigkeit, Präparate einzelner Muskelgruppen, aber auch einige Schaugläser mit embryologischen Objekten und »5 Tätowierungen«. Betrachtet man heute die bereits erwähnten kleinformatigen Tafeln, können fast ausgestorbene Techniken bestaunt werden. Heute gibt es in Heidelberg zum Beispiel kein einziges Trockenpräparat mehr. Auf den Fotos wirken diese durch die auf die Oberfläche des Präparates aufgebrachte Schutzschicht auch eher ungewöhnlich (◙ Abb. 6.10). Dieser Firnis wurde oft nach der Darstellung der Strukturen mit Quecksilbersublimat gemischt, das Präparat trocknete danach an der Luft. Damit war das Objekt gut gegen Insekten geschützt. Danach konnte bei Bedarf ein Glasdom über das Objekt gestellt werden, um ihm zusätzlichen Schutz zu bieten. Auf einigen Tafeln sieht man eine farbliche Markierung wichtiger Strukturen wie Gefäße oder Knochenanteile, die für die Lehre besonders hervorgehoben werden sollten. Die Farben applizierte man in der Regel direkt auf die Fotografie, manchmal auch auf das Objekt. Interessant ist auch die Tatsache, dass schon sehr früh anatomische Schnitte in die Lehrtätigkeit miteinbezogen wurden (◙ Abb. 6.10). Einen durch Eis gehärteten Leichnam schnitt man mit einer langen Säge in Scheiben und fotografierte die einzelnen Scheiben anschließend. Einige Anatomen wie zum Beispiel Anton Wilhelm Braune (1831–1892) aus Leipzig fertigte Gipsabdrücke der Scheiben an, um diese besser in der Lehre verwenden zu können (Doll 2013, S. 157). Diese Art der Demonstration topografischer Zusammenhänge interessierte nicht nur Anatomen, sondern auch die klinisch tätigen Mediziner. Gynäkologen zeigten so zum Beispiel Zusammenhänge zwischen Mutter und Kind und Chirurgen demonstrierten »Gefrierschnitte« des gesamten menschlichen Körpers. Um Entwicklungsstadien darzulegen legte man zahlreiche Sägeschnitte durch Knochen von Kindern und identifizierte so bereits verknöcherte oder noch verknorpelte Areale.

Im Katalog fanden auch tierische Objekte in Form von Skeletten Erwähnung. Einige dieser Knochen demonstrierte man ganz in Gegenbaurs Tradition im direkten Vergleich mit Knochen eines Menschen. Diese Demonstrationsobjekte befanden sich in der sogenannten Anthropologischen Sammlung des Instituts. Sie wurde ab 1912 von Theodor James Mollison (1874–1952), der als linientreuer Nationalsozialist in die Literatur einging, als Kustos geleitet. Er wurde 1918 von Otto Oertel (1891–1936) abgelöst, der aber bereits ein Jahr später nach Köln ging. Später, unter Kallius, wurde Heinrich Münter (1883–1957) Kustos der Anthropologischen Sammlung (Drüll 1986, S. 187). Münter emigrierte 1934 nach England, da seine Ehefrau eine kommunistische Gesinnung aufwies (Grundmann 2008, S. 135).

Neben Präparaten traten erstmals nun auch viele Modelle in Erscheinung. Diese wurden zum größten Teil von der Firma Ziegler angekauft und stellten entwicklungsgeschichtliche Zusammenhänge in den Vordergrund. Insgesamt 20 Serien erwarb die Anatomie Heidelberg unter Fürbringer und Braus bei Ziegler, der in Freiburg im Breisgau ansässig war. Dr. med. Adolf Ziegler (1820–1889) war selbst ausgebildeter Mediziner. Er arbeitete in der Zeit von 1854 bis 1868 bei dem einstmals in Heidelberg tätigen Anatomen Alexander Ecker (1816–1887) und erstellte für ihn als Assistent, wie Vierling der Technik nach Born folgend, embryologische Wachsmodelle auf Basis mikroskopischer Schnitte. Parallel begann Ziegler sein eigenes Atelier zu gründen und bald schon eilte ihm der Ruf voraus, hervorragende Modelle »nach der Natur« zu fertigen (Witte 2010, S. 192). Ziegler spezialisierte sich auf die Zusammenarbeit mit Wissenschaftlern, die embryologische Fragestellungen mithilfe von rekonstruierten histologischen Strukturen zu beantworten versuchten. Die daraus resultierenden Modelle mussten natürlich gut in das Konzept eines Lehrmodells passen und zusätzlich einen finanziellen Gewinn gewährleisten (Doll 2013, S. 97). In Heidelberg sind heute noch zum Beispiel die Serien »Entwicklung der Forelle«, »Entwicklung des menschlichen Kopfskelettes«, das »Modell zur Entwicklung des menschlichen Leberkreislaufes« oder zahlreiche »Modelle der Anatomie menschlicher Embryonen« ausgestellt zu sehen. Es gab auch einige Funktionsmodelle in der Sammlung. Ein

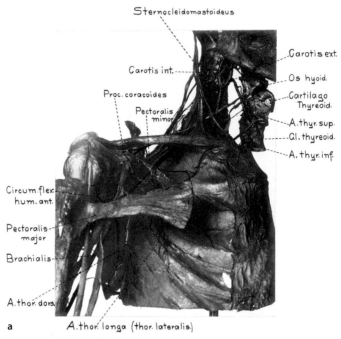

Sternocleidomastoideus

Carotis int.

Proc. coracoides

Pectoralis minor

Carotis ext.

Os hyoid.

Cartilago Thyreoid.

A. thyr. sup.

Gl. thyreoid.

A. thyr. inf.

Circumflex. hum. ant.

Pectoralis major

Brachialis

A. thor. dors.

a   A. thor. longa (thor. lateralis.)

Art. axillaris und Carotis communis.

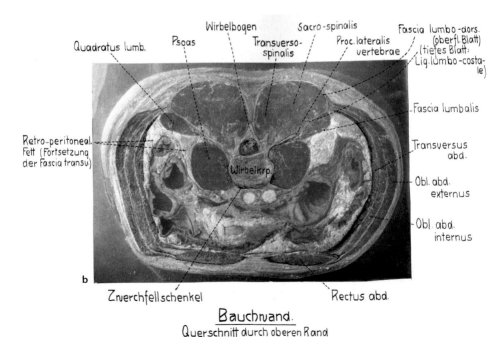

Quadratus lumb.   Psoas   Wirbelbogen   Transverso-spinalis   Sacro-spinalis   Proc. lateralis vertebrae   Fascia lumbo-dors. (oberfl. Blatt) (tiefes Blatt: Lig. lumbo-costale)

Fascia lumbalis

Retro-peritoneal. Fett (Fortsetzung der Fascia transv.)

Wirbelkrp.

Transversus abd.

Obl. abd. externus

Obl. abd. internus

b

Zwerchfellschenkel   Rectus abd.

Bauchwand.
Querschnitt durch oberen Rand des 3 Lendenwirbels.

◻ Abb. 6.10a,b a Foto auf dem ein historisches Trockenpräparat abgebildet wurde. Dargestellt sind hauptsächlich die Muskeln und nachkolorierte Blutgefäße des rechten Armes. **b** Hier wurde ein Körper in Höhe der Lendenwirbelsäule durchschnitten, man schaut auf die Muskeln, Knochen und Teile des Darms

wahrscheinlich hölzernes Modell der Finger, welches durch Zug an angebrachten Fäden die »Finger« in Beugestellung bringen konnte, ist nur noch durch zwei Fotos dokumentiert. Die Wachsmodelle waren in der Regel, wahrscheinlich auch geschuldet der Materialcharakteristika, weitestgehend als Modelle zum Anschauen und nicht zum Zerlegen gedacht. Dies gilt auch für die Modelle aus Gips. Wenn sie mehrteilig angelegt waren, konnte man diese lediglich auseinanderziehen und wieder zurückstecken. Ein großes Modell eines Ohres vom »Hofrath Prof. Dr. Fr. Bezold, München«, erstellt von Emil Eduard Hammer (1865-unbekannt) befindet sich noch in der Sammlung. Hier ist das Trommelfell abnehmbar, das gesamte Modell ist nach oben klappbar, um es besser zur Schau stellen zu können. Die Leipziger Firma Osterloh entwickelte in Zusammenarbeit mit dem Anatomen Wilhelm His (1831–1904) ein überdimensionales Modell eines Embryro aus Gips, es vergrößert ein Kind am Ende der vierten vorgeburtlichen Entwicklungswoche. Osterloh selbst erstellte das detailliert gearbeitete Modell. Er stellte akribisch ausgearbeitete Gefäße, Organe und Nerven, die sich in der Entwicklung befinden, dar. Das Herz und die Leber können vom Körper ab- und auseinandergenommen werden, unterschiedliche Farben markieren die verschiedenen Organe und Organsysteme. Die Firma Schlüter und Maas kaufte den Embryo und verkauften ihn für 750 Reichsmark an die Heidelberger (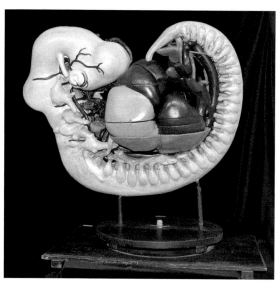 Abb. 6.11). Eine Serie einteiliger Gipsmodelle, die fünf verschiedene Magenformen demonstrieren, wurde ebenfalls von His und Franz Joseph Steger (1845–1938) erstellt und von den Heidelberger Anatomen erworben. Die Mägen wurden »in Situ«, also im Verstorbenen präpariert, dann härtete man die Strukturen mit Chemikalien aus und nahm sie mit Gipsbinden direkt vom Leichnam ab. So erstellte man eine Form, die man in der Folge vervielfältigen konnte (Doll 2013, S. 104). Hermann Braus entwickelte zusammen mit August Vierling eine von Ziegler vertriebene Serie zur Entwicklung der mit Liquor gefüllten Gehirnventrikel. Die Serie 4b besteht aus drei verschiedenen einteiligen Wachsmodellen, die zwischen 18 und 33 cm hoch sind (Abb. 6.12) Leider sind heute weder die Originale noch die Schnittserien dieser Plattenrekonstruktionsmodelle im Haus aufbewahrt. Lediglich die Duplikate befinden sich im Fundus.

◨ **Abb. 6.11** Gipsmodell eines Embryo

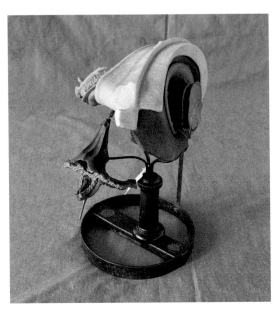

■ **Abb. 6.12** Wachsmodell aus der Serie 4b der Ziegler Werkstätten. Es entstand in Zusammenarbeit mit Braus und Vierling und zeigt die Entwicklung des Gehirns

Die Entwicklung des Menschen, Erich Kallius und die Histologie

Sara Doll

S. Doll et al., *Wenn der Tod dem Leben dient – Der Mensch als Lehrmittel*,
DOI 10.1007/978-3-662-52674-3_7, © Springer-Verlag GmbH Deutschland 2017

Im Jahr 1921 wurde der Vergleichende Anatom und Embryologe Erich Kallius (1876–1935) nach Heidelberg berufen, denn Braus wechselte nach Würzburg (◘ Abb. 7.1). Die baulichen Gegebenheiten waren mittlerweile beklagenswert und Kallius monierte fehlende Waschmöglichkeiten und alte Heizungen. Aber auch Kohlenmonoxid verströmende Wärmeapparate, die von den Dozenten verwendet wurden, damit Sie in ihren Büros nicht frieren mussten, waren Kallius ein Dorn im Auge (UAH, B-6414/2, 1930). Neben den baulichen Mängeln wurde ein weiterer Grund zur Aufregung im Jahr 1923 aktenkundig. Während einer seiner ersten Institutsbesichtigungen glaubte Kallius von Braus erfahren zu haben, dass dieser einige Apparate (z. B. einen kinematographischen Apparat), Bücher (testamentarisch durch Fürbinger an Braus vermacht), Wandtafeln (von Braus' Ehefrau gezeichnet) und Präparate in Gläsern (ein Geschenk an Braus) zu seinem persönlichen Besitz zählte und deshalb mit nach Würzburg nahm (UAH, H-III-621/1, 11.2.23). Kallius wechselte nach Heidelberg und fand große Lücken in den Regalen vor. Mehr als Kallius selbst drängten seine Mitarbeiter Werner, Schultze, Hoepke und Hirt, »Schritte zu unternehmen«, um sich gegen die ihrer Meinung nach unrechtmäßige Mitnahme zu wehren (UAH, H-III-621/1, undatiert). Braus behauptete, niemals von »seinem Besitz« gesprochen zu haben, dies sei schlichtweg Verleumdung. Obschon er dies nach kurzer Zeit zurücknahm, als Kallius Charlotte Ziesmer als »Ohrenzeugin« präsentierte, war Braus aufgebracht. Er sah seinen Ruf bereits bis nach Berlin ruiniert und sich als Dieb gebrandmarkt, denn in der Zwischenzeit schrieb Kallius einen Brief an Wilhelm Gecks, einen Vetter des Berliner Verlegers Dr. Ferdinand Springer, er wolle den Braus' Namen nicht mehr als Mit-

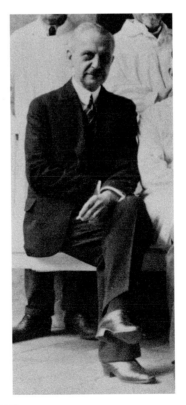

◘ **Abb. 7.1** Erich Kallius (1876–1935)

herausgeber auf dem Titelblatt der »Zeitschrift für die gesamte Anatomie« lesen. Darüber hinaus fragte sich Kallius, wohin ehemalige Forschungsgelder geflossen seien, und monierte, dass Braus versuchte, Ziesmer und Vierling hinter seinem Rücken nach Würzburg abzuwerben (UAH, H-III-621/1, 11.6.23). Erst im August, also sechs Monate nach dem eigentlichen Vorfall und nachdem bereits das Ministerium für Unterricht und Kultus zu vermitteln versuchte, konnten die zwei Anatomen zumindest auf dem Blatt Papier wieder Frieden schließen; sie erklärten schriftlich ihr Bedauern über die Vorfälle (UAH, H-III-621/1, 10.8.23). Bis zu seinem frühen Tode im Jahr 1925 blieb Braus Mitherausgeber der Zeitschrift.

Neben all den Querelen und baulichen Problemen musste Kallius natürlich seinen Unterrichtsverpflichtungen nachkommen. Ab dem Sommersemester 1922 bot er, zusammen mit Hermann Hoepke (1889-1993) und Werner Schulze (Lebensdaten unbekannt), im Vorlesungsverzeichnis »Mikroskopisch-anatomische Uebungen« an. Im darauffolgenden Wintersemester konnten die Studierenden sogar »Mikroskopisch-technische Uebungen«, die von Kallius geleitet wurden, belegen. Damit die Studierenden nicht nur durch das Mikroskop die histologischen Schnitte anschauten, übten sie mit eigenen Mikrotomen der Firma Jung aus Heidelberg die Erstellung eigener Schnitte. Kallius besaß auch eine umfangreiche sogenannte Demonstrationssammlung kleinformatiger Karten, auf denen meist Zeichnungen, aber auch einige Fotografien, zu sehen waren, die alle histologische Strukturen zeigten. Mit diesen fast 1.200 Bildwerken konnte er fehlende Präparate während seiner mikroskopischen Übungen ersetzen, aber auch in den Zeiten vor der Power-Point-Präsentation Unterricht ohne Mikroskope abhalten. Vielleicht konnten sich die Studierenden auch die Karten zum Eigenstudium ausborgen. Kallius unterteilte die Gebiete der Demonstrationssammlung nach Farben, was ihm sicherlich das Auffinden der einzelnen Strukturen zum Zwecke des Unterrichts erleichterte. Es gab »Blaue Nummern I«, die Themen aus dem Bereich der Zellen, der Knochen, Zähne, des Magen-Darm-Trakts, der Lunge oder des Genitalsystems zeigten. In den Kästen mit der Einordnung II und III sah man histologische Präparate der Sinnesorgane, also des Auges, des Ohres und der Nerven. Im Kasten der grünen Nummern sortierte Kallius zum Beispiel Gewebetypen und Drüsen und die roten Nummern repräsentierten entwicklungsgeschichtliche Präparate. Nicht alle Abbildungen zeigten Humanpräparate, es wurden auch viele vergleichende Scheiben von Tieren wie Schweinen, Maulwürfen, Hühnern oder Meerschweinchen erstellt. Die meisten Karten erstellte Kallius sicherlich selbst. Sollte er sie nicht eigenhändig geschnitten und beklebt oder illustriert haben, so wurden sie aber gewiss von ihm beschriftet; seine sehr akkurate Handschrift, ein gleichmäßig geführter Füller befüllt mit schwarzer Tinte, erlauben eine sofortige Identifikation.

Auf den immer noch farbintensiven Abbildungen können verschiedene Färbemethoden identifiziert werden. So verwendet Kallius die auch heute noch übliche Hämatoxylin-Eosin-Färbung, um zum Beispiel blaue Zellkerne und rotes Kollagen herauszustellen. Weiterhin färbte er mit Eisenhämatoxylin nach Weigert, um u. a. Kernteilungsfiguren identifizieren zu können. Mit der Elastika-Färbung behandeltes Gewebe zeigte durch die Verwendung von Ocein braunrote Fasern. Elastisch färbte Kallius unter Verwendung der Aldehyd-Fuchsin Methode nach Gomori lila, Muskelgewebe zeigten sich grün. Er injizierte aber auch Organe, die er nach der Behandlung unter dem Mikroskop betrachtete und mit Hämalaun bearbeitete Kerne zeigten sich strahlend blau.

Sein Interesse ging aber über die einfache Verwendung histologischer Techniken hinaus; er entwickelte ein Verfahren, um nach dem Golgischen Chrom-Silberverfahren hergestellte »... Präparate dauerhaft zu machen, sodasssie unter dem Deckglas in Balsam unversehrt aufbewahrt werden können (Kallius 1892, S. 269–276)«. Nach dieser Technik können Anteile des Nervensystems besonders gut dargestellt und inventarisiert werden.

Viele der unter Braus inventarisierten makroskopischen Objekte waren zu dieser Zeit sicherlich noch im Fundus des Institutes vorhanden. Das Vorlesungsverzeichnis dieser Jahre legt Zeugnis über eine aktive Einbindung dieser Sammlungsgegenstände ab: Im Sommersemester 1925 zum Beispiel bot Hermann Hoepke »Vergleichend-anatomische Uebungen (in der Sammlung des Instituts)« an. Dieser einstündige Wochenkurs flankierte den Kurs »Entwicklungsgeschichte des Menschen und der höheren Wirbeltiere, mit Demonstrationen«, der von Kallius abgehalten wurde. Sicherlich ein weiterer im Vorlesungsverzeichnis angekündigter »Publikumsmagnet«, auch ohne Sammlungsobjekte: »Der Einfluss von Leibesübungen auf die Körperbildung mit Vorstellung Lebender!« Bis in die 70er und 80er Jahre wurden, schenkt man einigen ehemaligen Studierenden Glauben, tatsächlich Body Builder in die Vorlesungen eingeladen, die dort ihre Muskeln präsentierten.

Nachdem Kallius im Jahr 1935 verstarb, wurde ein bekannter Anhänger des Nationalsozialismus zwischenzeitlich Leiter des Institutes: August Hirt (1898-1945) übernahm für wenige Monate den Lehrstuhl. Noch im gleichen Jahr kam der Leiter der Hamburger Anatomie Kurt Goerttler (1898-1983) – auch er war Parteimitglied und sollte das Institut »Linientreu« führen. Einige Gipsmodelle in Heidelberg stammen aus dem Hamburger Institut, vielleicht brachte er sie nach seiner Berufung mit nach Heidelberg?

Unter Goerttler arbeitete eine junge Zeichnerin, deren Abbildungen bis heute eindrucksvoll anatomische Strukturen darstellen. Für ein paar Jahre waren Vierling und Elisa Schorn (1905–1997) Kollegen. Schorn wurde im Jahr 1932 eingestellt und zeichnete viele großformatige Wandtafeln meist aus Ölfarben für das Anatomische Institut. Sie kam aus Kaiserslautern und studierte »Gebrauchsgrafik«, ein Zweig der bildenden Kunst, der grafische Darstellungen zum Beispiel in der Werbung zielgerichtet, weniger künstlerisch verwendete. Ihre oft bunten auf den Tafeln abgebildeten Strukturen bestechen häufig durch starke Gegensätze, die sie durch einen schwarzen Hintergrund erzeugte. Diese sehr plakative Bildsprache wurde nur auf einigen wenigen Leinwänden durch Beschriftungen unterbrochen. Speziell diese Tafeln erscheinen fast dadaistisch, da die Kennzeichnung der anatomischen Strukturen derart vergrößert angebracht ist, dass sie gleichberechtigt wirken. Üblicherweise wurden Lehrtafeln für Schüler oder Studierende gänzlich ohne Schrift konzipiert, denn die Lernenden mussten so didaktisch gewollt unbedingt mit den Lehrern oder Dozenten in Interaktion treten.

Einige Tafeln von Schorn wirken auf den heutigen Betrachter befremdlich, weil ihre stereotypische Bildsprache sehr an die Kunst des nationalsozialistischen Regimes erinnert. Zur Darstellung kommen kantige Köpfe mit hohen Wangenknochen, grade Nasen und eher schmale Lippen. Wahrscheinlich ist diese idealtypische Darstellung eher Zufall als Absicht, dem Zeitgeist geschuldet und folgt keiner Propaganda. Schorn kann zumindest aktenkundig keine aktive Rolle im NS-Staat nachgewiesen werden (s. auch Kapitel 9).

Zehn Tage nach Besetzung der Universität durch die Amerikaner wurde sie formlos ins Rektorat geladen (UAH, Pa 5761, 10.4.1945). Wiederum 16 Tage später Ende April meldete sie sich krank und im September bat sie um Entlassung (UAH, Pa 5761, 11.9.1945). Ihren Dienst sollte sie in der Zwischenzeit nicht mehr antreten.

Goerttler wurde nach Kriegsende aus dem Heidelberger Dienst entlassen, für ihn kam 1945 Hermann Hoepke zurück. Dieser war bereits Assistent in der Heidelberger Anatomie, musste aber in der Zeit von 1940 bis 1945 ausscheiden, da seine Frau nicht 100% arisch war (Doll 2013, S. 31).

Aus Objekten wird Flachware

Sara Doll

S. Doll et al., *Wenn der Tod dem Leben dient – Der Mensch als Lehrmittel*,
DOI 10.1007/978-3-662-52674-3_8, © Springer-Verlag GmbH Deutschland 2017

Weit über 2.000 zum größten Teil historische Diapositive sind noch in der Universität gelagert. Sie illustrierten sicher schon für Hermann Braus die Vorlesung und sind somit zum Teil aus der Zeit des beginnenden 20. Jahrhunderts, zum Teil wurden sie von Hermann Hoepke in Auftrag gegeben. Sie waren sicher, anders als Filme, einfach zu handhabende Gestaltungsmittel. Wichtig war ein Projektionsapparat, in welchem die Dias umgekehrt eingeschoben wurden. Damit die Vorführung reibungslos erfolgen konnte, bestückte man den Apparat mit einem Bildhalter. In dieser Schiene befanden sich zwei Lichtbilder. Dann schob man den Bildhalter einfach zur Seite, wechselte von einem Bild zum anderen und konnte direkt im Anschluss das eben gezeigte durch ein neues ersetzen. Diese in der Regel 9 × 12 cm großformatigen Platten wurden nicht nur käuflich erworben, sondern viele wurden auch in Heidelberg erstellt. Charlotte Ziesmer war, wie bereits erwähnt wurde, durch ihre Ausbildung dazu befähigt und übernahm diese Aufgabe für lange Zeit. Sie fotografierte Abbildungen aus Büchern, nahm aber auch Präparate und Wandtafeln aus dem Lehrbetrieb auf. Die Sammlung wurde in unterschiedliche Abteilungen gegliedert und umfasste Dias u. a. aus den Bereichen Anthropologie, Bewegungsapparat Situs-Organe, Entwicklungsgeschichte, Genetik, Pathologie, Geschlechtskrankheiten, Siamesische Zwillinge, Röntgenbilder und Histologie. Sogar Dias von Skulpturen, Höhlenmalerei und Proportionsstudien waren im Fundus zu finden. Für welchen Unterricht wurden die kleinen Glasscheiben nun verwendet? Einige Dias wurden in der Vorlesung »Allgemeine Anthropologie« gezeigt. Hier wurde eine Ansicht auf fremdartige Kulturen und Völker gewährt, die den meisten Studierenden sicher fremd erscheinen musste. Dias mit dem Thema Bewegungsapparat oder innere Organe sowie auch Röntgenbilder konnten sicher den Anatomieunterricht oder die Skelettlehre beleben. Die große Menge an Bildern aus dem histologischen Kontext erklärt sich aus den im Vorlesungsverzeichnis angebotenen Kursen; immerhin waren es drei verschiedene Unterrichtseinheiten – vielleicht für Studierende aus unterschiedlichen Semestern. Bei der Betrachtung der im Haus erstellten Glasdias fällt auf, dass einige den Blick durch das Mikroskop zu imitieren scheinen; die vergrößerten, fotografierten histologischen Schnitte wurden mittels Passepartout eingerahmt, das durch einen mittigen runden Ausschnitt die Ansicht durch ein Vergrößerungsgerät suggerierte. Einige sehr alte Dias mit histologischen Abbildungen wurden aber tatsächlich durch ein kompliziert anmutendes Arrangement optischer Instrumente abfotografiert. Der runde Ausschnitt entstand hier in der Tat durch die Optik. Sie bestand, zu Beginn dieser Technik im Jahr 1868 durch den Anatomen und Fischereiforscher Berthold Benecke (1843–1886) beschrieben, aus folgenden Funktionseinheiten: Einer Balgkamera, einem Tubus, Objektiv, einem Kondensor nebst Blende, einer Sammellinse und natürlich einem Objektivtisch. Nach der Aufnahme und Entwicklung konnte endlich ein »...positives photographisches Glasbild« projiziert und »... mit allen Details ohne Schwierigkeit von einem grossen Auditorium auf einmal betrachtet werden« (Benecke 1868, S. 3).

Auch die »Allgemeine Entwicklungslehre« benötigte, so erscheint es zumindest, wenn man die große Anzahl an dafür vorgesehenen Dias mit Embryonen, Entwicklungsstufen aber auch histologischen Schnitten betrachtet, jede Menge Lehrmaterial. In dieser Unterrichtseinheit konnten sicherlich auch im Vergleich Pathologien wie angeborene Fehlbildungen am Bewegungsapparat, aber auch die Vielzahl an Dias über siamesische Zwillinge Verwendung finden. Die drittgrößte Zahl an Dias speist sich, und das ist vielleicht auf den ersten Blick verwunderlich, aus dem Gebiet der Kunst. Höhlenmalerei, ägyptische Zeichnungen und antike Skulpturen wurden gezeigt. Dies weist klar auf die Herkunft dieser Bilder hin, denn nur ein Anatom war extrem an der Kunst, an dem ständigen Vergleich von Proportionen in Kunst und Anatomie interessiert: Erich Kallius! Er hielt am 22. November 1923 als Rektor der Universität sogar eine Rede zum Thema Anatomie und bildende Kunst (Kallius 1924). Kallius war ein Bewunderer der Kunst, die er aber nie lediglich als Anatom ansah und kritisierte, sondern er wollte mithilfe der Kunst die Studierenden lehren, Abstraktion und sorgfältige Beobachtung in ihre Arbeit zu integrieren.

Einige frühe Dias wurden auch käuflich erworben, darunter solche, die für den Histologie-unterricht vom »Georg Hausmann Institut für wissenschaftliche Photographie Göttingen« erstellt worden waren. Hausmann (Lebensdaten unbekannt) wurde 1907 Teilhaber der optisch-mechanischen Werkstatt Winkel, die qualitativ hochwertige Mikroskope erstellte. Vielleicht erwarb bereits Kallius auch diese Dias, sie gehören zweifelsfrei zu den älteren in der Sammlung. Andere Dias wurden bei »Romain Talbot Berlin« bestellt. Talbot (unbekannt-1909) kann wohl mit Fug und Recht als vielseitiger Geschäftsmann mit multiplen Talenten bezeichnet werden. Unter dem Namen »ErrTee« vertrieb er seit 1855 neben Unterrichtsdias Kameras, Objektive, Projektionsapparate, Entwicklungschemikalien, Mikroskope, Schneeketten, Fahrräder und Fahrradzubehör (Internet Romain Talbot). Bereits in seinem Preisverzeichnis aus dem Jahr 1888 bietet Talbot 5.000 Projektionsbilder, »wissenschaftliche Bilder aus der Zoologie, Anatomie, Gewebelehre, Entwicklungsgeschichte, Mineralogie, Astronomie, Meterologie, etc.« an. Sie kosteten 1,50 Mark pro Dia (Talbot 1888, S. 24).

Ein weiterer Zulieferer kam aus Wien. Hermann Dümler war ebenso wie Talbot als Fotograf tätig, handelte mit Fotowaren und konstruierte als Mechaniker auch Kameras, mit denen er Stereoskopieaufnahmen erstellen konnte. Er meldete im Oktober 1905 sein Gewerbe an, das er insgesamt 30 Jahre lang in der Schwarzspanierstraße in Wien führte (Internet Sammlungenon-line). Insgesamt 111 Dias aus seiner Hand können noch im Fundus besichtigt werden. Sie zeigen u. a. Aufnahmen aus dem Bereich Embryologie, normaler Anatomie aber auch Pathologie. Dümler dokumentierte auf seinen Dias genau die Provenienz des abgelichteten Objektes. Der Großteil der fotografierten Präparate, 36 Stück genau, waren Eigentum des kaiserlichen und königlichen pathologisch-anatomischen Institutes aus Wien, 15 aus der Wiener Anatomie, einige aus dem Gerichtsmedizinischen oder dem Embryologischen Institut. Gezeigt wurden aber auch lebende Patienten. Der Dozenten Dr. Ludwig Teleky (1872-1957) stellte zum Beispiel das Bild »Bäckerbeine«, das verschiedene Ausprägungen einer Fehlstellung der Beine (X-Beine) zeigt, zur Verfügung. Hanson Kelly Corning (1860-1951), ein Anatom aus Basel, der in Heidelberg den Präparationskurs besuchte und unter Gegenbaur zum Doktor der Medizin promoviert wurde, überlies Dümler einige Schnittpräparate. In der Baseler Sammlung des Anatomischen Museums sind bis heute einige seiner Präparate erhalten geblieben. Aber auch von einigen Wiener Kliniken oder Wissenschaftlern wie Ferdinand Hochstetter (1861–1954) bekam Dümler Objekt.

Eine weitere Firma, die Diapositive erstellte und nach Heidelberg verkaufte, war in Freiburg ansässig und nannte sich »Bildarchiv G.m.b.H.«. Sie wurde anlässlich des 70. Geburtstags des Halleschen Anatomen Wilhelm Roux (1850–1924) durch den Biologen Hans Spemann (1869–1941) und dem Zoologen Horst Wachs (1888–1956), in Kooperation mit dem Freiburger Verleger Theodor Fisher (1867–1939), gegründet. Die Schenkung beinhaltete u. a. eine Sammlung von Wandtafeln, Präparaten, Büchern und auch Diapositiven. Diese Objekte wurden in der »Wilhelm Roux-Stiftung für Entwicklungsmechanik« zusammengeführt und Roux überreicht. Viele wichtige Wissenschaftler beteiligten sich mehr oder minder unentgeltlich an der Vermehrung der Bilder. Sie erhielten lediglich ein Lichtbild oder fünf Karten als Honorar.

Das Bildarchiv sollte nicht nur die Lehre erleichtern, sondern es war vielmehr angedacht, durch dieses neue Publikationsmittel die neusten Erkenntnisse aus dem Bereich der Wissenschaft austauschen zu können. Zu jedem Dia wurde eine sogenannte Bildkarte ausgegeben, auf der wichtige Informationen zusammengefasst wurden (Feicht 2008, S. 136). Diese Karten sind in Heidelberg leider verschollen. Die Einsortierung des umfangreichen, noch vorhandenen Fundus von fast 200 Lichtbildern deutet entgegen der eigentlichen rein wissenschaftlichen Intention der Initiatoren eher darauf hin, dass die Lichtbilder in Heidelberg auch zu Unterrichtszwecken verwendet worden sind. Zumindest befanden sich diese Dias im Gesamtfundus der Unterrichtsbilder der Heidelberger Anatomie einsortiert. So kann man zum Beispiel auch 28 Abbildungen, die sich auf Dias mit den vom Bildarchiv vergebenen Nummern 333 bis 365 befinden, im Lehrbuch »Anatomie I« von Hermann Braus wiederfinden. Die Originale wurden durch August Vierling erstellt. Hier wurde die streng wissenschaftliche Ausrichtung zugunsten der Ausbildung von Studierenden ganz klar verlassen. Warum die Lehrbuchzeichnungen mit in den Gegenstandskatalog aufgenommen wurden und ob es die einzigen »thematischen Ausreißer« sind, bleibt bis dato leider unklar, da der einzige bisher bekannte und erschlossene Bestand des Bildarchivs in der Anatomie Halle existiert. Er endet dort mit der Nummer 245 und wurde 1922 von Roux in der Zeitschrift »Archiv für Entwicklungsmechanik der Organismen« inhaltlich aufgeführt (Roux 1922, S. 352–353). Die in Heidelberg vorhandene höchste Nummer ist 632. Diese Dias zeigen wissenschaftliche Erkenntnisse aus dem Bereich der Entwicklung des Menschen und der Tiere, die zwischen den Jahren 1898 und 1922 gewonnen wurden. Sie führen histologische Schnitte und makroskopische Präparate wie Embryonen von Hochstetter (fast 80 Dias stammen aus seiner Hand) vor, illustrieren aber auch dargestellte Versuchsanordnungen vom späteren Nobelpreisträger für Physiologie oder Medizin Karl von Frisch (1886–1982), der an Verhaltensmustern von Bienen forschte. Otto Veit (1884–1972) lieferte einen Beitrag zur Gehirnentwickelung und stellte gezeichnete Modelle, wahrscheinlich Wachsplatten-Rekonstruktionsmodelle zur Verfügung. Weitere Autoren im Heidelberger Fundus sind der Zellbiologe Ludwig Rhumbler (1864–1939), die Anatomen Hermann Stieve (1866–1952) und Wilhelm von Möllendorff (1887–1944) oder Alfred Fischel (1868–1938), der sich als Embryologe einen Namen machte. Die meisten der Bildträger sind immer noch in einem bemerkenswert guten Zustand und könnten noch immer projiziert werden. Inhaltlich sind viele sicherlich schon überholt.

Die Heidelberger Anatomie im Nationalsozialismus

Wolfgang U. Eckart

S. Doll et al., *Wenn der Tod dem Leben dient – Der Mensch als Lehrmittel*,
DOI 10.1007/978-3-662-52674-3_9, © Springer-Verlag GmbH Deutschland 2017

Anderen Instituten und Kliniken der Heidelberger Medizinischen Fakultät während der NS-Diktatur vergleichbar war auch das Anatomische Institut der Ruprecht-Karls-Universität tief in die menschenverachtende Ideologie und Vernichtungspolitik des diktatorischen Systems verstrickt. Auf der personellen Ebene manifestierte sich dies einerseits durch Fälle von Verfolgung und Vertreibung, andererseits aber auch durch eklatante Ideologieträgerschaft und Teilnahme von Mitgliedern des Anatomischen Instituts an antisemitischen NS-Gewaltaktionen oder an Verbrechen gegen die Menschlichkeit[1].

Zu den am meisten belasteten medizinischen NS-Verbrechern überhaupt gehörte zweifellos August Hirt (1898–1945), der nach dem plötzlichen Tod des Institutsdirektors Erich Kallius (1867–1935) seit dem 1. Januar 1935 (bis Ende Oktober 1935) die Geschäfte eines interimistischen Direktors übernahm. Hirt besetzte danach 1936 zunächst den Anatomie-Lehrstuhl in Greifswald, 1938 den in Frankfurt, um schließlich nach oberärztlicher Tätigkeit bei den Angriffskriegen des NS-Regimes in Polen und im Westen 1941 die Leitung des Anatomischen Instituts der »Reichsuniversität Straßburg« zu übernehmen, wo er als Leiter des Instituts für wehrwissenschaftliche Zweckforschung des SS-Ahnenerbes den Aufbau einer »jüdischen Skelettsammlung« betrieb. Hierzu wurden ihm auf eigene Anforderung hin KZ-Häftlinge zugeführt. Insgesamt handelte es sich nach Aufzeichnungen Hirts um »115 Personen, davon 79 Juden, 2 Polen, 4 Innerasiaten und 30 Jüdinnen«, die in Auschwitz selektiert, ins Lager Natzweiler bei Straßburg deportiert und dort in einer eigens eingerichteten Gaskammer unter der Regie Hirts ermordet wurden. Für Himmler dokumentierte Hirt 1942: »Nahezu von allen Rassen und Völkern sind umfangreiche Skelettsammlungen vorhanden. Nur von den Juden stehen der Wissenschaft so wenig Schädel zur Verfügung, dass ihre Bearbeitung keine gesicherten Ergebnisse zulässt. Der Krieg im Osten bietet uns jetzt Gelegenheit, diesem Mangel abzuhelfen. In den jüdisch-bolschewistischen Kommissaren, die ein widerliches, aber charakteristisches Untermenschentum verkörpern, haben wir die Möglichkeit, ein greifbares wissenschaftliches Dokument zu erwerben, indem wir ihre Schädel sichern«[2].

Etwa seit 1941/42 wurde Hirt u. a. vom »Reichsführer SS« Heinrich Himmler umworben, eine führende Rolle im Rahmen der SS-geleiteten medizinischen Zweckforschung zu übernehmen; hierfür erhalte er »die Möglichkeit […], mit Gefangenen und mit Berufsverbrechern, die sowieso nicht mehr in Freiheit kommen, und mit den für eine Hinrichtung vorgesehenen Personen Versuche jeder Art an[zu]stellen«[3]. Hieraus gingen schließlich Versuche Hirts mit dem Giftgas Lost (Senfgas) an Häftlingen des KZ Natzweiler hervor. Am 2. Juni 1945 entzog sich Hirt seiner Verantwortung für diese Verbrechen durch Suizid.

Die Nachfolge des interimistischen Institutsleiters Hirt hatte am 1. November 1935 Kurt Goerttler (1898–1983) übernommen. Goerttler, 1898 geboren, kam aus München und war überzeugter Nationalsozialist, woraus er auch in der Fakultät keinen Hehl machte. Einer seiner engsten Kooperationspartner war der Physiologe J. D. Achelis, der von Berlin aus die ›Säuberung‹ der deutschen medizinischen Fakultäten von ›Juden‹ und ›politisch Unzuverlässigen‹ ebenso betrieben hatte wie die politische Gleichschaltung der Institute. Goerttler gelang es nach 1945 trotz Einstufung als »Mitläufer« im Spruchkammerverfahren (1947) seine Karriere fortzusetzten und wirkte als ordentlicher Professor für Anatomie von 1948 bis 1965 an der Universität Freiburg im Breisgau.

---

1 Grundlegend zur Geschichte des Heidelberger Anatomischen Instituts Felix Sommer, Anatomie (2006), S. 651–670.
2 Mischerlich/Mielke, Medizin ohne Menschlichkeit (1978), S. 174.
3 Ebenda.

Überzeugte NS-Männer der Tat, auch der Gewalttat, waren die Assistenten des Instituts, Ernst Horstmann und Georg Mollier. Beide hatten sich als Mitglieder der braunen Assistentenschaft Heidelbergs aktiv an Übergriffen gegen Juden und jüdisches Eigentum im Rahmen der berüchtigten »Judenaktion« (Judenpogrome der »Reichskristallnacht«) vom 9. November 1938 beteiligt.

Entlassen und in die Emigration genötigt wurde Heinrich Münter aus politischen Gründen, weil seine Frau angeblich Kommunistin gewesen sei. Seit 1920 am Anatomischen Institut Heidelberg tätig wurde Münter auf eigenen Wunsch 1934 für ein Jahr beurlaubt, flüchtete mit seiner Frau nach London und schied 1936 »wegen Nichtverlängerung seines Vertrags« aus der Universität aus. Wiedergutmachungsversuche nach 1945 scheiterten wegen »Nichtwahrnehmung der Venia legendi«. Auch die erfolgversprechende Karriere von Hermann Hoepke (1889–1993), seit Oktober 1921 planmäßiger Assistent und 1. Prosektor an der Heidelberger Anatomie, stagnierte vorübergehend. Hoepke, seit 1927 außerordentlicher Professor am Institut, wurde wegen seiner jüdischen Ehefrau 1935 in der Nachfolge von Kallius übergangen und 1937 deswegen auch zunächst entlassen. Aufgrund seiner hohen Reputation konnte er aber noch bis 1940 weiter anatomieren, um dann in eine Tätigkeit als praktischer Arzt auszuweichen. 1946 wurde er wieder eingestellt und wirkte als erster Nachkriegsdirektor des Instituts.

Wie der anatomische Unterricht in der Zeit des Nationalsozialismus gestaltet wurde, ist heute schwer zu rekonstruieren. Die Vorlesungsverzeichnisse der Jahre 1933 bis 1945 zumindest sind unauffällig hinsichtlich ideologisierter Unterrichtselemente. »Rassenhygiene« und »Bevölkerungspolitik« werden regelmäßig im allgemeinen Teil der Fakultätsveranstaltungen vom Psychiater Karl Schneider oder dem Hygieniker Ernst Rodenwaldt gelesen, »Pathologie der Arbeitsfähigkeit« gelegentlich von Victor von Weizsäcker. Von Hoepke allerdings wird das übliche anatomische Unterrichtsangebot durch Vorlesungen über den »heutigen Stand der Abstammungslehre« (WS 38/39) und »Minenspiel und Gesichtsausdruck des Menschen« (WS 38/39) erweitert. Das materielle Substrat des menschlichen Körpers war damals wie heute ideologiefrei, nicht indessen die Perspektive des Betrachters und noch viel weniger die des didaktisch wahrnehmenden Betrachters. Es verwundert daher nicht, dass sich manche der Wandtafeln des Anatomischen Instituts den zeittypischen Strömungen der arisch-germanischen gigantomanen NS-Kunst angleichen. Typisch hierfür sind die Lehrtafeln von Liesl Schorn (1905–1997), von denen sicherlich diejenigen am augenfälligsten sind, auf denen sie Gesichter wiedergegeben hat.

Wie stand Schorn, die zur Zeit der nationalsozialistischen Machtübernahme in der Heidelberger Anatomie zeichnete, zu den künstlerischen Vorgaben, die durch das vorherrschende Regime propagiert wurden? Anhand einiger weniger Designelemente kann bereits darauf geschlossen werden, dass sie sich von ihnen stark beeinflussen ließ. Dies spiegelt sich sehr deutlich in den von Schorn gezeichneten Gesichtern wider, die sie mit idealtypisch kantigen, männlichen, entschlossen Zügen darstellte und mit hohen und markanten Wangenknochen, gerader Nase und hoher Stirn ausstattete, Assoziationen zur vorherrschenden ideologisch-radikalen Plastik des germanischen Übermenschen, wie sie etwa durch Arno Breker (1900–1991) geprägt wurde, drängen sich geradezu auf. Exemplarisch ist eine Tafel Schorns, die den sehr nordisch wirkenden Kopf eines Mannes präsentiert, der offensichtlichen die herrschende Rassenideologie idealtypisch widerspiegeln soll (◘ Abb. 9.1)[4].

---

4 Vgl. Doll (2013), S. 217–220.

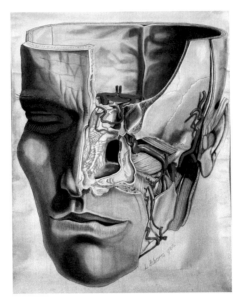

◨ **Abb. 9.1** Tafel, erstellt von Liesl Schorn, die Einflüsse nationalsozialistischer Rassenideologie aufweist

Besonders schändlich ist die Verwicklung der Heidelberger Anatomie in die Verfolgungs- und Vernichtungspolitik des Nationalsozialismus. So wurden zwischen 1933 und 1944 annähernd 970 Leichen an die Anatomie ausgeliefert, bei denen es sich bis 1939 überwiegend um in Heil- und Pflegeanstalten »verstorbene« Personen meist mittleren und höheren Alters handelte. Dies änderte sich mit Beginn des Krieges, denn nun spielten die Wehrmacht-Kriegsgefangenlager sowie die Staatsanwaltschaft Stuttgart eine große Rolle bei der Belieferung der Heidelberger Anatomie mit den Körpern Hingerichteter. So erreichte das Institut eine große »Sendung« menschlicher Körper zum Jahreswechsel 1940/41 aus Limburg, vermutlich aus dem dortigen Kriegsgefangenenlager. Auch aus dem Straflager Heppenheim sowie aus Bruchsal und Mannheim trafen Leichen in Heidelberg ein, daneben andere direkt von der Geheimen Staatspolizei (GESTAPO) und aus dem Konzentrationslager Kislau. Eine offenbar kurz nach dem Krieg erstellte Liste der »nicht in Heil- und Pflegeanstalten verstorbenen Personen« führte 130 Leichen auf. Nun ist die Verwendung von Leichnamen Hingerichteter zu Lehr- und Forschungszwecken seit dem Spätmittelalter gängige Praxis der Anatomie. Angesichts des steigenden Bedarfs menschlicher Leichen insbesondere für die ärztliche Ausbildung im 19. und frühen 20. Jahrhundert hatte sich bis in die 1930er-Jahre aber ein »regelrechter Wettbewerb« um dieses rare Gut zwischen den Universitäten entwickelt und die Distribution musste sogar mit einem eigenen Verteilungsschlüssel geregelt werden. Nach der Machtübernahme der Nationalsozialisten und insbesondere nach dem Kriegseintritt 1939 ergab sich diesbezüglich insofern eine Veränderung, als die zunehmende Ausweitung der Todesstrafe auch auf politische und Bagatelldelikte (z. B. Mundraub) zu einem deutlichen Anstieg der Hinrichtungszahlen führte. Die anatomischen Institute im Reichsgebiet profitierten ausnahmslos von dieser Entwicklung und nahmen die körperlichen Überreste Hingerichteter »gern und ohne Zögern an«[5]. Auch die

---

5 Vgl. hierzu Redies, Christoph; Hildebrandt, Sabine, Anatomie im Nationalsozialismus: Ohne jeglichen Skrupel, in: Dtsch Arztebl 2012; 109(48): A-2413 / B-1968 / C-1925.

Gewinnung ›lebendfrischer‹ Organe unmittelbar nach der Hinrichtung stellte keine Besonderheit dar. Ethisch fragwürdig waren solche Praktiken allerdings vor dem Hintergrund der Tatsache, dass es sich bei der überwiegenden Zahl der Hinrichtungen aufgrund politischer oder geringfügiger Delikte nahezu ausnahmslos um NS-Unrecht gehandelt hatte. Auch die Heidelberger Anatomie, die ihre Leichen überwiegend aus der Stuttgarter Hinrichtungsstätte bezog, bildete hier keine Ausnahme.

Unter den politischen Opfern der NS-Unrechtsjustiz, die nach ihrer Hinrichtung der Heidelberger Anatomie zugestellt wurden, waren es vor allem die Mitglieder regionaler Widerstandsgruppen. Aktiven Widerstand leistete in Mannheim eine Gruppe um den früheren badischen KPD-Abgeordneten Georg Lechleiter, die die Herstellung und Verbreitung der Zeitung »Der Vorbote«[6] koordinierte. Am 26. Februar 1942 wurde die Lechleiter-Gruppe von der Gestapo zerschlagen und die aktiven Antifaschisten Georg Lechleiter (1885–1942)[7], Jakob Faulhaber[8], Käthe und Alfred Seitz[9], Eugen Sigrist[10], Robert Schmoll[11] kamen zusammen mit anderen Mitgliedern[12] in Haft. Im Zuge einer zweiten Verhaftungswelle wurden weitere Aktivisten festgenommen, zu denen Albert Fritz, Ludwig Neischwander, Henriette Wagner und neun andere Personen gehörten. Von den insgesamt 27 Angeklagten wurden schließlich 19 in Stuttgart hingerichtet. Die Körper der durch die NS-Unrechtsjustiz 1942 in Stuttgart Ermordeten, unter ihnen Georg Lechleiter, Robert Schmoll, Alfred und Käthe Seitz, tauchten noch am Hinrichtungstag in der Heidelberger Anatomie wieder auf. Die NS-Vernichtungsbürokratie funktionierte auch nach einem zweiten Prozess gegen Widerstandskämpfer reibungslos. Gelegentlich wurde sogar unmittelbar nach der Hinrichtung lebendfrisches Gewebe entnommen. Hierzu reisten die Präparatoren direkt zur Hinrichtungsstätte. Dort wurden die Organe entnommen, auf schnellstem Wege nach Heidelberg transportiert und der medizinisch-technischen Assistentin des Instituts übergeben. Bisweilen wurden auch auf diesem schnellen Weg die Leichen insgesamt abgeholt und nach Heidelberg transportiert. Überliefert ist, dass die MTA Charlotte Ziesmer unter solchen Ereignissen sehr litt, weil sie genau wußte, unter welchen Umständen die Organe und Gewebe gewonnen worden waren. Einmal habe sie sogar eine enthauptete Frau gesehen.[13]

---

6 Vgl. Oppenheimer, Vorbote (2. Aufl. 1970).

7 Lechleiter war Vorsitzender der kommunistischen Fraktion im Landtag der Republik Baden und Kopf einer nach ihm benannten Widerstandsgruppe in Mannheim in der Zeit des Nationalsozialismus. Lechleiter war Schriftsetzer, bis 1932 Fraktionsführer der KPD im Badischen Landtag, 1933–1935 KZ Ankenbuck und KZ Kislau, 1935–1937 Arbeitsdienst am Westwall, um 1939 Gründung der Lechleitergruppe. – Vgl. https://de.wikipedia.org/wiki/Landgericht_Stuttgart#Lechleitergruppe (Zugriff: 24.06.2016 15:43).

8 Geb. 1900; Schlosser, Mitglied der Arbeiterjugend der SPD, ab 1930 KPD-Mitglied, 1933–1934 KZ Kislau, danach Inhaber einer Gärtnerei, Aufbau von KPD-Betriebsgruppen in Mannheimer Großbetrieben. – Vgl. https://de.wikipedia.org/wiki/Landgericht_Stuttgart#Lechleitergruppe (Zugriff: 24.06.2016 15:43).

9 Käthe: geb. 1884; Hausfrau, SPD-Mitglied seit 1918, in den 1920er Jahren Stadtverordnete in Cleve (heute Kleve); Alfred: geb. 1903; Krankenpfleger in der Thoraxklinik Heidelberg-Rohrbach. – Vgl. https://de.wikipedia.org/wiki/Landgericht_Stuttgart#Lechleitergruppe (Zugriff: 24.06.2016 15:43).

10 Geb. 1903; Dreher. – Vgl. https://de.wikipedia.org/wiki/Landgericht_Stuttgart#Lechleitergruppe (Zugriff: 24.06.2016 15:43).

11 Geb. 1896; Schlosser. – Vgl. https://de.wikipedia.org/wiki/Landgericht_Stuttgart#Lechleitergruppe (Zugriff: 24.06.2016 15:43).

12 Vgl. hierzu: Vgl. https://de.wikipedia.org/wiki/Landgericht_Stuttgart#Lechleitergruppe (Zugriff: 24.06.2016 15:43).

13 Mündliche Auskunft der Nichte von Charlotte Ziesmer, Frau Heinke Marggraf.

Am 24. Februar 1943 verzeichnet das Heidelberger Leicheneingangsbuch neun Einlieferungen aus Stuttgart, zu denen die am gleichen Tag hingerichteten Mitglieder des Mannheimer Widerstands Albert Fritz, Ludwig Neischwander[14], Henriette Wagner[15], Bruno Rüffer und Richard Jatzeck[16] gehörten. Zum Tode verurteilt, hingerichtet und der Heidelberger Anatomie zugeführt wurde auch Prinz Max Karl zu Hohenlohe-Langenburg[17], ein Kunstmaler und Reiseschriftsteller, den die GESTAPO im Juli 1941 verhaftet hatte. Seit 1933 hatte der Prinz aus der Emigration zunehmenden publizistischen Widerstand gegen das NS-Regime geleistet, war als politisch engagierter Journalist und Aktivist während des »Saarkampfs« ins Visier der NS-Justiz geraten und des Hochverrats bezichtig vom Volksgerichtshof zum Tode verurteilt worden. Nach der Enthauptung in Stuttgart (27. Juli 1943) gelangte noch am selben Tag auch sein Leichnam in die Heidelberger Anatomie.

Sieben französische Eisenbahner der sogenannten Wodli-Gruppe, die im Elsass Widerstand geleistet hatten, wurden im Juni 1943 hingerichtet[18], die Leichen von mindestens vier von ihnen, August Sontag, Eugène Boeglin, Adolphe Murbach und Renatus Birr, wurden im Juni 1943 in das Anatomische Institut verbracht[19]. Aus dem Konzentrationslager Kislau erreichten am 28. Januar 1943 die Körper der dort ermordeten oder umgekommenen Häftlinge Martin Ganter und Philipp Ullrich die Anatomie. Noch im April 1944 wurden von der Staatsanwaltschaft Stuttgart die Körper von Jakob Welter und Paul Meunier zusammen mit 10 unbekannten Leichnamen nach Heidelberg transportiert, die mit vielen anderen am 19. April 1944 von der Staatsanwaltschaft Stuttgart überstellt wurden.

---

14 Geb. 1904; »Der gelernte Schreiner war Organisationsleiter der (RGO), Revolutionäre Gewerkschaftsopposition Baden/Pfalz. Am 1. Mai 1933 hatte er an einem Funktionärstreffen an der Altriper Fähre teilgenommen, die von einem Spitzel verraten wurde. Zusammen mit zehn weiteren Beteiligten wurde er in ein KZ verbracht. Das Bezirkskomitee verbreitete Zeitungen und Flugblätter unter seinen Mitgliedern. Diese Verhaftungen der wirkten sich auf die Arbeit der Mannheimer RGO sehr negativ aus. Wichtige Verbindungen rissen ab, mehrere Briefe der Reichsleitung und auch Deckadressen fielen in die Hände der Polizei«. – Vgl. http://widerstandsausstellung.m-o-p. de/ausstellung/die_lechleiter-gruppe_ludwig_neischwander.htm (Zugriff: 24.06.2016 15:53).

15 Geb. 1883; Henriette Wagner ist beim zweiten Prozess gegen die Gruppe Lechleiter/Faulhaber, der am 21. Oktober 1942 in Stuttgart eröffnet und dessen Urteil schon am nächsten Tag veröffentlicht wurde, zum Tode verurteilt worden. Die Hinrichtung folgte am 24. Februar 1943 wegen Verteilung von staatsgefährdenden Schriften. Der Volksgerichtshof hat mit diesem Urteil sein Motto: »Wer gegen den Staat ist, wird vom Staat vernichtet werden« brutal umgesetzt. – Vgl. http://widerstandsausstellung.m-o-p.de/ausstellung/die_lechleiter-gruppe_ludwig_neischwander.htm (Zugriff: 24.06.2016 15:53).

16 Geb. 1906; Jatzeck »versuchte 1934, nach der ersten großen Verhaftungswelle, zusammen mit seiner Frau Mathilde, Daniel Seitzinger, Friedrich Schwier und Leo Strobanski in Sandhofen eine neue KPD-Ortsgruppe aufzubauen. Er hatte auch Verbindung zum Arbeitsdienstlager Sandhofen, in dem die dienstverpflichteten Kommunisten Anton Cygan, Emil Haßlöcher und Heinrich Weber sich bemühten, Widerstand zu organisieren. Ernst Votteler lieferte Zeitschriften und Flugblätter. Letzterer war die Anlaufadresse für Kuriere und »Verteilerstation« für Briefwechsel und Anweisungen. Mit dem verstärkten Terror der Gestapo und deren raffinierten Methoden wurde die Gruppe 1935 zerschlagen«. – Vgl. http://widerstandsausstellung.m-o-p.de/ausstellung/ die_lechleiter-gruppe_ludwig_neischwander.htm (Zugriff: 24.06.2016 15:53).

17 Walter: Max Karl Prinz zu Hohenlohe-Langenburg(2004); Schiffer: Max Karl zu Hohenlohe-Langenburg (2013).

18 Am 1. Juni 1943 wurden in Stuttgart ermordet: Auguste Sontag, 27 Jahre alt, Lehrer aus Wintzenheim, Eugène Boeglin, 30 Jahre alt, Lehrer aus Wintzenheim, René Birr, 20 Jahre alt, Eisenbahner aus Réguisheim, Adolphe Murbach, 40 Jahre alt, Schreiner aus Colmar; am 29. Juni 1943 wurden in Stuttgart ermordet: René Kern, 30 Jahre alt, Eisenbahner aus Morschwiller-le-Bas; Alphonse Kuntz, 32 Jahre alt, Eisenbahner aus Mulhouse, Édouard Schwartz, 42 Jahre alt, aus Lutterbach. – Vgl. http://www.via-monumentum.de/index.php?article_ id=42#381 (Zugriff: 24.06.2016 16:14).

19 Vgl. http://www.via-monumentum.de/index.php?article_id=42 (Zugriff : 24/06/2016 16:11).

Eine Differenzierung zwischen Körpern Verstorbener, die zwischen 1933 und 1945 aus Heil- und Pflegeanstalten der Heidelberger Anatomie zugewiesen wurden, und solchen (280), die im gleichen Zeitraum dem politischen Terror des NS-Regimes geschuldet waren, ist im Grunde nicht zulässig, da sie suggeriert, dass es sich bei den Heil- und Pflegeanstalten jener Zeit um sichere Orte der Anstaltsfürsorge gehandelt habe. Genau das Gegenteil traf zu. Nach dem Krieg entstand auf Betreiben Hermann Hoepkes auf dem Heidelberger Bergfriedhof ein Ehrengrab, in dem einige der erwähnten Leichen oder ihre Überreste bestattet wurden.

Zu viele Studierende, zu wenig Präparate – Die Entwicklung der Körperspende

Sara Doll

S. Doll et al., *Wenn der Tod dem Leben dient – Der Mensch als Lehrmittel*,
DOI 10.1007/978-3-662-52674-3_10, © Springer-Verlag GmbH Deutschland 2017

Hoepke bemühte sich intensiv darum, dass das Anatomische Institut der Anzahl an Studierenden angemessen ihrem Lehrauftrag gerecht werden konnte. Arbeiten heute zwei Gruppen bestehend aus ca. 10 Personen jeweils vormittags und nachmittags an einem Körperspender, berichtete der ehemalige Lehrstuhlinhaber im Jahr 1955 von etwa 30–40 Personen, die in einer Gruppe an einem Verstorbenen das Kursprogramm zu absolvieren hatten (IAZH, 17.8.1955). Im Jahr 1962 demonstrierten die angehenden Ärzte in der Heidelberger Innenstadt sogar gemeinsam gegen die immer schlechter werdenden Bedingungen; statt höchstens 300 Studierende zuzulassen, drängten laut Rhein-Neckar-Zeitung fast dreimal so viel Lernende in den Präpariersaal (UAH, B-II-69a, 18.7.1962). Es gab eindeutig zu wenig Verstorbene und ein Grund unter mehreren war wohl der immer noch große Interessenskonflikt zwischen den Personen, die für die Anmeldung der Verstorbenen für die Anatomie zuständig waren, also zum Beispiel Ämter oder Krankenhäuser, und den Bedürfnissen der Anatomie. Diese wiederum waren gesetzlich verpflichtet, die Lehre durchzuführen, doch wie nur ohne Verstorbene für den Präparierkurs sollte dies geschehen? Es nahm teilweise absurd anmutende Züge an; Krankenschwestern und Wohlfahrtsämter übernahmen eigenmächtig Beerdigungskosten, nur damit Verstorbene nicht zur Anatomie gebracht werden mussten, Ämter äußerten Angst vor einer negativen Presse und mehrere hunderte Studierende mussten an zum Teil bereits obduzierten Leichnamen ihre Präparierübungen absolvieren. Hoepke fühlte sich unter Druck gesetzt und wollte sogar Gelder an diejenigen auszahlen, die ihm ordnungsgemäß und ohnehin bereits gesetzlich beauftragt den Hinweis gaben, dass eine Leiche für die Anatomie abgeholt werden konnte. Offensichtlich gab es an allen drei Universitäten Heidelberg, Freiburg und Tübingen sogar extra dafür vorgesehene »Kassen« und daraus sollte ohne Quittung ein Trinkgeld an die entsprechenden Personen gezahlt werden (UAH, BII-69a, 23.1.1968). Innerhalb der drei Landesuniversitäten gab es unterschiedliche Meinungen über das Prozedere – und ob es überhaupt weiter durchgeführt werden sollte. Hoepke war dafür, der ehemalige Heidelberger Lehrstuhlinhaber Gorttler, nun in Freiburg, war erbittert dagegen. Er fürchtete, dass mögliche Zahlungen zu sehr nach einem »Leichenkauf« aussahen und diese das gerade erst ins Leben gerufene Körperspendesystem gefährden würde (IAZH, 31.3.1954). Allerdings führte der in den 1950er-Jahren eingeführte »Letzte Wille« noch nicht zur gewünschten Zunahme an Einlieferungen von Verstorbenen. Medien wie »Die Abendzeitung« berichteten bereits ab 1958 über die Möglichkeit, sich freiwillig spenden zu können. Unter dem Titel »Lasst die Toten die Lebenden lehren« plädierte im Jahr 1963 auch der Reader's Digest offen und detailliert für die Körperspende, da jeder Mediziner laut der damaligen Bestallungsordnung aus eigener Anschauung den menschlichen Körper verstehen und begreifen müsse. Die Notsituationen verschiedenster Universitäten wie Mainz, Frankfurt, München aber auch Heidelberg wurden thematisiert. Hier, so wurde berichtet, mussten die Plätze im Präparierkurs sogar unter Aufsicht eines Notars verlost werden, denn es gab 1.056 Studierende und nur 300 Plätze. Der bis heute in der Anatomie aufgehängte Spruch »Hic gaudet mors succurre vitae« (Hier freut sich der Tod, dem Leben zu helfen) wurde durch die Studierenden kurzerhand in »Hic gaudet sors succurre vitae« (Hier freut sich das Los, dem Leben zu helfen) umformuliert. Die Analyse der Gründe für die in ganz Deutschland herrschenden Probleme erfolgte absolut folgerichtig:

1. Verschiedene Gesetze konnten nicht mehr zur Anwendung kommen, da die Grundlage nicht mehr existierte. Als Beispiel wurde hier die Abschaffung der Todesstrafe aufgeführt.
2. Es herrschte eine gewisse Unsicherheit, die in den verschiedenen Institutionen dazu führte, dass Verordnungen nach der Willkür der diensthabenden Beamten ausgelegt wurden.

3. Die Verordnungen beriefen sich auf veraltete Bedingungen. Eine gründliche Reform der Gesetze wurde gefordert, doch bis dahin sollte es leider noch einige Jahre dauern (Scheffel 1963, S. 94-104).

Kurze Zeit nach dem Erscheinen des Reader's Digest erfolgte bereits eine Vereinfachung der Verordnung für die Leichenablieferung. Solche Bestimmungen, die ohnehin im Bestattungsgesetz geregelt wurden, also zum Beispiel die Angaben zum Transport von Leichen, Regelungen zur Leichenschau, Einsegnung und Beerdigung wurden nicht mehr thematisiert. Eine teilweise Verschmelzung der beiden gesetzlichen Grundlagen bahnte endlich den Weg für einen kompletten Wegfall der Verordnung für die Leichenablieferung. Wenige Jahre später im Jahr 1967 wurden die Verordnungen erneut gekürzt; es wurde in der Hauptsache nur noch geregelt, dass der mutmaßliche Wille, geäußert vom Verstorbenen selbst oder von Anverwandten, die Ablieferung bestimmen solle (UAH, F-II-6418, 10.10.1967). Am 21. Juli 1970 wurden die Verordnungen überflüssig. Das neu eingeführte »Gesetz über das Friedhofs- und Leichenwesen (Bestattungsgesetz)« hob alle vorgehenden offiziell auf.

Die Regelungen waren über 400 Jahre gültig, doch sie führten offensichtlich nicht zu den erhofften Ergebnissen, sondern ganz im Gegenteil dazu, dass die betroffenen Bürger oder deren Angehörigen alles versuchten, um nicht zur Anatomie gebracht zu werden. Die unglückliche, aber landläufige Meinung »Nur Verbrecher und Arme werden abgeliefert« führte dazu, dass sich alle anderen Personengruppen stigmatisiert und mit Verbrechern und Armen in einen Topf geworfen fühlten, sich weigerten und unter allen Umständen eine Ablieferung verhindern wollten. Die altbekannten Gründe, die bereits Kobelt im Jahr 1839 ausführlich definierte, waren lange Zeit immer noch gültig. Erst ab Mitte der 1970er-Jahre sollten die Zahlen der eingelieferten Personen den Bedürfnissen der Lehre angepasst ansteigen.

Neue Materialien in der Erstellung von Lehrmitteln

Sara Doll

S. Doll et al., *Wenn der Tod dem Leben dient – Der Mensch als Lehrmittel*,
DOI 10.1007/978-3-662-52674-3_11, © Springer-Verlag GmbH Deutschland 2017

Wenn Präparate oder Modelle in der Lehre verwendet werden, ist es ratsam, sie vor Schäden zu schützen, denn Studierende reichen sie vielleicht in der Vorlesung von Hand zu Hand oder studieren zum Beispiel in kleinen Gruppen an ihnen. Die Aufbewahrung in Flüssigkeit erscheint problematisch, da die meist nicht ungiftigen Lösungen austreten können, sollte das Glas umkippen oder gar zu Boden fallen. Dazu kommt noch eine eventuelle Verletzung durch zersplittertes Glas. Ist das zu verwendende Objekt zusätzlich fragil, dies trifft zum Beispiel auf Gefäßausgüsse aus Kunststoff zu, erscheint der häufige Gebrauch im Unterricht dadurch fast unmöglich. Als eine einfache Lösung dieses Dilemmas, die Objekte für den Unterricht zu verwenden, obwohl sie durch ihre »Vorbehandlung« eigentlich nicht geeignet sind oder sogar potenziell gefährlich sein können, erschien daher die Ummantelung oder Einbettung in geeigneten Materialien, also zum Beispiel in durchsichtigen Kunststoffen.

11.1 »Anatomische Bernsteine«, Präparate in Celodal und Colodon

Seit etwa 1928 experimentierte das Pathologische Institut Münster in Zusammenarbeit mit der IG Farbenindustrie AG, Werk Oppau an einem »Harnstoff-Formaldehyd-Kondensationsprodukt«, um einen entsprechenden Kunststoff zu entdecken. Im Jahr 1938 wussten dann endlich Mitarbeiter des Werks über die Entwicklung des synthetischen Stoffes »Celodal« zu berichten (Scheuermann u. Tauböck 1938). Dieser Zwei-Komponenten-Kunstharz wurde als äußerst UV- und somit lichtbeständig beschrieben, ein großer Nachteil war jedoch seine zähe, honigartige Konsistenz. Die Hinzugabe des Härters, eine Säurelösung die als Katalysator diente, erforderte deshalb ein starkes Einrühren, welches unglücklicherweise viele störende Luftblasen in die gesamte Masse einbrachte. Dies konnte nur verhindert werden, wenn der Vorgang teilweise unter Vakuum durchgeführt wurde (Oehme 2013, S. 71). In Heidelberg versuchte man seit 1948, ein modifiziertes Celodal-Verfahren ohne Vakuum zu entwickeln. Dazu konnte Hoepke einen Mediziner gewinnen, der zuvor Chemie studierte und nach dem Vordiplom in die medizinische Fakultät wechselte. Hans Berninger (1923–1979) veröffentlichte im Jahr 1952 in der Zeitschrift für wissenschaftliche Mikroskopie seine Ergebnisse. Nach einer Reihe von Versuchen mit Formol als Verdünnungsmittel konnte er feststellen, dass mit 30% Formol verdünntes Celodal eine einfach zu handhabende und sogar günstige Einbettungsmasse darstellte. Negativ vermerkt wurde allerdings eine zum Teil stattfindende Bildung von Luftblasen bei »stark zerklüfteter Oberfläche« (Berninger 1952, S. 46). Teilweise schien es deshalb sogar so, als wenn das Präparat von einer schillernden, opaken Hülle umgeben sei. Ein weiterer Nachteil war der sich noch im Objekt befindliche Restgehalt an Wasser, der einerseits den Kunstharzblock nicht komplett aushärten ließ und andererseits dafür verantwortlich war, dass der Harz nicht in das Objekt eindringen konnte (Piechoki 1986, S. 293–294). Dies wurde jedoch noch zusätzlich durch die hohe Viskosität verhindert.

Im Institut befindet sich heute nur noch ein einziges makroskopisches Celodal-Präparat. Dies ist leider ein ziemlich misslungenes Präparat (Herzskelett, Inventarnummer VA 1.13). Die Blasenbildung ist hier so stark ausgeprägt, dass das Objekt selbst kaum als solches zu erkennen ist. Die das Präparat umschließende Glasform wurde nach der Fertigung nicht mehr entfernt. Die Entwicklung moderner, leistungsstärkerer Kunstharze wie Technovit, vertrieben von der Firma Heraeus Kulzer, sollte nicht mehr lange auf sich warten lassen.

Celodal wurde auch für die Einbettung von Präparaten für die Histologie modifiziert. Hermann Hoepke veröffentlichte bereits im Jahr 1939 ebenfalls in der Zeitschrift für Wissenschaftliche Mikroskopie einen Artikel über die Abänderung des Kunststoffes speziell für die

Bedürfnisse der Mikroskopie. Hierzu musste das Präparat zur Vorbereitung in eine 70%-ige Alkohollösung überführt werden. Danach brachte man das Objekt für mindestens 12 Stunden in ein Gemisch aus Celodal, Alkohol, Formalin und Ammoniumchlorid-Lösung. Der Kunststoff wurde nach Hoepke deshalb verdünnt, damit er in das Gewebe eindringen konnte, es nicht nur mehr oder minder umschloss. Im eigentlichen Einbettungsmedium fand sich kein Alkohol mehr. Nach der kompletten Aushärtung schnitt man dann die einzelnen, hauchdünnen Schnitte mit einem speziell vorbereiteten Messer ab, um sie auf einer Glasplatte unter dem Mikroskop betrachten zu können (Hoepke 1939).

Celodal wird heute nicht mehr als Einbettungsmedium gebraucht, es findet noch in der Industrie als Klebstoff von Holzwerkstoffen oder in der Textilveredelung Verwendung.

Jahre später, Hoepke war bereits seit acht Jahren im Ruhestand, befasste sich der biologisch-technische-Assistent Leonhard Wiechers (Lebensdaten unbekannt) mit der Entwicklung eines komplett neuen Stoffes zur Einbettung. Hoepkes Nachfolger Helmut Ferner (1912–1998), ein Spezialist unter anderem für den Feinbau der Bauchspeicheldrüse, stellte Wiechers ein. Der Laborant taufte seine Entwicklung auf hauptsächlich organischer Basis »Colodon«. Er sah vor, dieses zum Einbetten makroskopischer Objekte aus den Bereichen Anatomie, Pathologie oder Zoologie zu verwenden. Die Grundsubstanz bestand sowohl aus einem Kolloid (daher wahrscheinlich auch der Name Colodon), hier Gelatine, als auch aus Glycerin und Formol. Das einzubettende Objekt musste in der Vorbereitung mittels Formol fixiert, also haltbar gemacht werden. Danach wurde es einige Stunden gewässert, die Einbettung konnte unmittelbar danach erfolgen. Kurz vor dem kompletten Aushärten setzte man direkt unter dem Deckel eine Tablette Polyoxymethylen ein, die sich im Laufe der nächsten Tage auflöste. Abschließend musste in die herabgesunkene Mitte ein Trockengel (Silicagel) gegeben werden, damit die Feuchtigkeit aufgenommen wurde. Der Verschluss des Glases erfolgte zuerst mit einem handelsüblichen Uhu, anschließend wurde der Rand mit Tesafilm umwickelt.

»Colodon« musste jeweils vom Anwender individuell gemischt werden, man konnte es also nicht fertig zubereitet käuflich erwerben und es war reversibel, das heißt, man konnte es unter Zuhilfenahme von Wasser leicht entbetten (Wiechers 1969). In der Heidelberger Anatomie ist nur noch ein einziges Korrosionsmodell vorhanden, welches zumindest laut Beschriftung in Colodon eingebettet wurde (Einbettung in Colodon, Arterielle Gefäße und Nierenbecken der rechten menschlichen Niere, Wiechers präp. 1968, Inventarnumer VIIA1.41). Doch hier muss leider konstatiert werden: Es liegt mit an Sicherheit grenzender Wahrscheinlichkeit eine fehlerhafte Beschriftung vor, denn das Modell steht in einem flüssigkeitsgefüllten Glas. Es konnte nicht geklärt werden, was mit dem originalen Einbettungsmedium passierte – und ob die Nieren überhaupt jemals eingebettet wurden. Wenn man die Flüssigkeit analysiert, stellt man fest, dass lediglich Formalinlösung im Glas vorhanden ist – ohne Glycerin und ohne Gelatine. Es bleibt wohl leider für immer ein Rätsel, warum ein Modell in Formalin aufbewahrt wurde – ein Mahnmal für die Bedeutung von Dokumentation.

11.2   Technovit hält Einzug

Eine Hohlraumdarstellung mit halbwegs stabilen, witterungsunabhängigen Materialien konnte, bis endlich ein geeigneter Kunstharz entwickelt wurde, nur mit metallenen Massen durchgeführt werden. Wachse und Paraffine waren anfällig für Temperatur und nur solange eine Alternative zu den zum Teil blei- und cadmiumhaltigen Metallen, bis die polymerisierenden Kunstharze entwickelt und auf dem Markt eingeführt wurden. Die erste künstliche, in der Literatur erwähnte Korrosionsmasse nannte sich Plastoid. Sie wurde von August Schummer (1902–1977) entwickelt und im Jahr 1935 im Anatomischen Anzeiger aversiert (Schummer 1935). Die Firma Röhm & Haas AG aus Darmstadt vertrieb den in mehreren Farben erhältlichen Kunststoff. Auch die Heidelberger Mitarbeiter verwendete Plastoid in der Korrosionstechnik. Interessant bei diesem Material ist die Tatsache, dass der Kunstharz zwar aus zwei Komponenten bestand, die beide gründlich miteinander vermischt werden mussten, diese aber erst aushärteten, wenn nach der Hohlrauminjektion das komplette Objekt in eine 2–3%-ige und 35°C bis 45°C Grad warme Formollösung gebracht wurde. Dadurch wurde ein langsames und gründliches Arbeiten ermöglicht. Nach 12 bis 24 Stunden war die Masse ausgehärtet und das noch umgebende Gewebe konnte wie auch nach einer Wachsinjektion mit Chemikalien entfernt werden. Dann erfolgte eine Reinigung mit Wasser und zum Schluss die Montage. Plastoid wurde abgelöst von Technovit. Dieses Einbettungsmedium findet in den frühen 1960er-Jahren in einem Artikel des Hamburger Oberpräparators Otto Schlüter Erwähnung, der im Jahr 1948 dort eingestellt wurde. Er experimentierte im Jahr 1962 bereits seit drei Jahren mit dem Harz der Firma Kulzer & Co., die dieses Material für die Industrie und die Anwendung in der Zahnheilkunde entwickelte (Schlüter 1962). Kulzer führte Technovit ab 1953 ein. Es wurde damals eigentlich für die Werkstoffprüfung entwickelt, doch in den späten 1950er-Jahre konnte Technovit auch den Markt in der Veterinär- und Humanmedizin erobern. Es wurde in den Farben gelb, rot, blau und grün im Set als Pulver und Flüssigkeit angeboten. Beide mussten gut miteinander vermengt und recht zügig injiziert werden. Die sogenannte Topfzeit, die zur Verfügung stehende Verarbeitungsdauer bis der Kunststoff aushärtet, betrug nur wenige Minuten. Eine gute Vorbereitung war deshalb das A und O. Die Mischung wurde möglichst rasch in das ausgewählte Lumen des darzustellenden Hohlraums eingeführt. Die schon kurz danach mögliche Korrosion konnte z. B. mit 30–40%-iger Kalilauge ausgeführt werden. Danach musste das Objekt mit Wasser und vorsichtig mechanisch mit einer Pinzette gereinigt werden, bevor es zur Montage bereit stand (Steinmann 1992, S. 199–200). In Heidelberg wurden die allermeisten Korrosionsmodelle vermutlich von Rudolf Knebel (1930) gefertigt. Knebel wurde im Jahr 1968 eingestellt und trat zwei Jahre später als Nachfolger seines Vaters Alexius (1905–1987) seinen Dienst an. Knebel Junior besuchte an der soeben neu gegründeten Schule für Präparationstechnik in Bochum einen 14-tägigen Kurs, um eine bessere Grundlage zur Berufsausübung und Anerkennung als Präparator zu bekommen. Wie seine Kollegen zuvor war er zuständig für die Abholung der Leichen, die Leichenkonservierung, er präparierte mit den Studierenden und erstellte Modelle. Außerdem übernahm er auch eher berufsfremde Tätigkeiten wie die Ausgabe der Schlüssel oder die Begleitung der Vorlesung. Dies war jedoch noch überaus gemäßigt, wenn man die historische Tätigkeitsbeschreibung eines »Dieners«, so nannte man bezeichnenderweise die Berufsgruppe in früheren Jahren, kennt. Eigentlich wäre die Bezeichnung »Leibeigener« fast zutreffender, denn sie mussten nicht nur in unmittelbarer Nähe der Arbeitsstelle wohnen – die Dienerwohnung befand sich meist auf dem gleichen Gelände –, sie mussten auch das komplette Haus putzen, die Heizung anfeuern, Botengänge ausführen, die Särge möglichst unauffällig in der frühen Morgenstunde dem Totengräber übergeben, Instrumente reinigen, den Tierstall und die Tiere in Ordnung halten und natürlich ein tadelloses Verhalten in der Öffentlichkeit vorweisen (GLA, 235, 3149, etwa 1825). Die Arbeitszeiten waren mit heutigen Verhältnissen nicht einmal annährend vergleichbar; es kam nicht selten vor, dass über 70 Stunden und natürlich auch am Wochenende gearbeitet werden musste.

Die meisten der noch vorhandenen durch Knebel eingespritzten Präparate sind einzelne Organe wie Nieren, Lebern oder zum Beispiel Bauchspeicheldrüsen. Ein Präparat sticht aus dieser gesamten Arbeitsleistung jedoch absolut und berechtigt heraus: Das Ganzkörper-Korro-

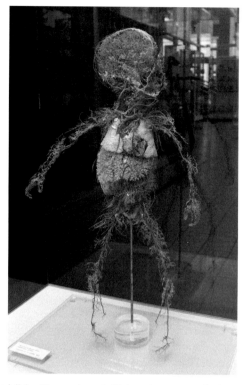

■ **Abb. 11.1** Korrosionsmodell des Körpers eines einjährigen Jungen, angefertigt von Rudolf Knebel

sionsmodell eines einjährigen Jungen (■ Abb. 11.1). Dieser erlitt tragischerweise während der Geburt einen irreversiblen Gehirnschaden. Er bekam Krämpfe, ein Entwicklungsrückstand wurde evident und nach nur einem Jahr nach der Geburt verstarb er an einer Lungenentzündung. Man lieferte ihn in der Pathologie ein und von dort aus wurde er zur Anatomie gebracht. Seine Mutter spendete das Kind dem Institut. Knebel nahm die Injektion der Arterien und Venen etwa zwei Tage nach dem Tod des Kindes vor. Er füllte die zum Herzen führenden Gefäße mit etwa 125 ml rotem und die vom Herzen wegführenden mit etwa 200 ml blauem Technovit. Danach entfernte er vorsichtig mit Pinzette und Skalpell die Haut, gab den Körper zur Korrosion in Kalilauge und nach einigen Wochen konnte Knebel das restliche Gewebe vorsichtig mit Wasser entfernen. Durch den ehemaligen Wirbelkanal schob er vorsichtig eine Metallstange. Diese wurde auf einer Bodenplatte befestigt. Die Erstellung des Präparats wurde ein Jahr später im Jahr 1973 im Präparatoren-Verbandsheft veröffentlicht (Knebel 1973).

Andere gefäßfüllende Massen wie zum Beispiel Kautschuk kamen in Heidelberg nicht zur Anwendung.

11.3 Plastination, nicht nur eine Frage der Technik

Nachdem Helmut Ferner von 1961 bis 1972 die Geschicke des Instituts leitete, folgte im Jahr 1974 Wilhelm Kriz (1936), dessen Forschungsschwerpunkte der Aufbau und die Funktion der Niere waren. Dieser Schwerpunkt spiegelt sich auch in der bereits als Farb- und Tonfilm konzipierten

Laufbildfolge »Der Aufbau der Niere« wider, die in den späten 1970er-Jahren von der Firma »Hoechst-Roussel Pharmaceutical« produziert und von der Heidelberger Anatomie erworben wurde. Thematisiert werden die Verbindung zwischen den Gefäßen und der feinen Strukturen der Niere, die den Harn bilden. Laut Firmenbeschreibung wurde der etwa 12 Minuten lange Film unter Mitarbeit der renommierten Harvard Medical School erstellt, um die Anatomie und Funktion der Niere den Studierenden und jungen bereits praktizierenden Ärzten demonstrieren zu können. Dazu wurden z. B. Farbstoffe in Gefäße injiziert, makroskopische und mikroskopische Präparate demonstriert und einfache Trickaufnahmen eingeblendet.

Kriz sollte in den folgenden Jahren mit seinem Mitarbeiter Gunther von Hagens (1945) im Rampenlicht stehen. Er förderte den jungen Arzt, der zwischen den Jahren 1975 und 1995 in der Anatomie wirkte. Dieser entwickelte dort seine später weltberühmte Technik, die unter dem Namen »Plastination« bekannt wurde. Sie basiert im Grunde auf genau denselben Schritten, wie die zuvor in Heidelberg entwickelten und/oder verwendeten Techniken und kann somit nicht als etwas grundsätzlich Neues, sondern sollte eher als eine Weiterentwicklung oder Verbesserung angesehen werden.

Schon Hoepke modifizierte 1939 die Celodal-Methode, damit der Kunststoff in das Objekt eindringen konnte. Es musste, nachdem die ausgewählte Struktur mithilfe von Chemikalien wie Alkohol und/oder Formalin haltbar gemacht und präpariert wurde, ebenso wie bei der Plastination mit der Entwässerung beginnen. Dann erfolgte die Kunststoffimprägnierung bei Raumdruck, das Organ härtete danach von allein an der Luft aus. Die Technik der Plastination unterscheidet sich dadurch, dass für die Entwässerung eine aufsteigende Aceton- statt Alkoholreihe Verwendung findet und eine sogenannte »forcierte Imprägnation« in einer Vakuumkammer durchgeführt wird. Bei der Plastination wird die Härtung durch ein Gas, Wärme oder UV-Strahlung initiiert.

Noch weiter zurück liegt die Imprägnationstechnik der Paraffinierung, die von Ernst Göppert (1866–1945) in Heidelberg ausgeübt wurde. Er kam 1893 nach Heidelberg und blieb bis 1922 am Neckar, da Göppert zum Wintersemester nach Marburg wechselte. Von ihm sind noch zwei Präparate menschlicher Herzen in der Sammlung vorhanden, eins davon wurde im Lehrbuch von Braus abgebildet. Die Durchtränkung menschlichen oder tierischen Gewebes bedarf einiger Chemikalien, darunter auch solcher, die wegen ihrer Gesundheitsschädigung (z. B. Dioxan oder Naphtalin) heute nicht mehr oft im Einsatz sind. Ein weiterer Nachteil der Imprägnation liegt auch im Verlust der natürlichen Farbe, denn die Objekte müssen mittels Wasserstoffperoxid geblichen werden. Ein Vorteil dieser Methode ist jedoch die Möglichkeit, dass an den Objekten noch Jahrzehnte später histologische Gewebeschnitte vorgenommen werden können.

Im Jahr 1978 gründete von Hagens die Firma Biodur, bei der Interessierte bis heute jegliches Plastinationszubehör käuflich erwerben können. Seine erste Ausstellung »Körperwelten« fand zwischen 1997 und 1998 im Technoseum in Mannheim statt, viele andere sollten folgen. Durch die Imprägnation mit Kunstharz oder Silikon haltbar gemachte Körper und Teile davon sind seither in vielen Teilen der Welt wahre Publikumsmagnete, geben aber auch Anlass zu starker Kritik. Verweisen die Befürworter auf den aufklärerischen Charakter der Plastinate, konstatieren die Gegner das genaue Gegenteil und werfen von Hagens Effekthascherei und den Betrieb eines modernen Leichenspektakels vor (Eckart 2013, S. 33). Betrachtet man die grundsätzlich verschiedenen Kunststoffe und ihren jeweilig möglichen Einsatz – es gibt »Objekt Plastinate« die zum Beispiel ganze Organe oder Extremitäten zeigen und »Scheiben Plastinate« – kann zumindest aus Sicht des hiesigen anatomischen Instituts festgehalten werden, dass gerade die letztgenannten in der studentischen Lehre wesentlich sinnvoller als die Objekte eingesetzt werden können. Sie korrelieren hervorragend mit zum Beispiel den im Computertomographen (CT) generierten Bildabfolgen. Objektplastinate sind in Heidelberg kaum in Gebrauch, da die Studierenden ohne Probleme auf die Körperspender im Präparationssaal zugreifen können. An diesen können sie ungehindert Schichten entdecken, Strukturen zur Seite legen, Organe entnehmen, verfolgen, in Beziehung setzen und wieder zurückpositionieren – alles überaus wichtige didaktische Aspekte des eigenen Erlernens, denn es ermöglicht Räumlichkeit mit den eigenen Händen zu erfahren. Und genau das ist es, was ein Patient zu Recht von einem Arzt verlangt: Sich überaus empathisch, aber auch praktisch durch den Erwerb anatomischer Kenntnisse »in den Patienten hineinversetzen zu können«, um seine Probleme begreifen zu können.

Objektplastinate finden in Heidelberg ihren Platz in der Schausammlung und ermöglichen dem interessierten Laien eine Sicht auf innere Organe oder Muskelgruppen – idealerweise ohne Geruchsbelästigung und ohne Wartungskosten

Neue Lehrstühle verändern das Gefüge

Sara Doll

S. Doll et al., *Wenn der Tod dem Leben dient – Der Mensch als Lehrmittel*,
DOI 10.1007/978-3-662-52674-3_12, © Springer-Verlag GmbH Deutschland 2017

Im Jahr 1968 wurde dem traditionellen »Tiedemann-Lehrstuhl« eine neue Abteilung zur Seite gestellt. Max Kantner (1920–1973) übernahm den nun neuen Lehrstuhl II, den er bis zu seinem plötzlichen Tod im Jahr 1973 führte. Während seiner Forschungen untersuchte er zum Beispiel Druckrezeptoren in der Haut, die sogenannten Meissner-Tastkörperchen. Kantner beschäftigte sich wie Kallius Jahre zuvor aber auch mit künstlerischen Fragen. Diese konnten durchaus den Bereich der Anatomie kreuzen. Die Physignomie der Apostel vom Windsheimer Altar oder der Ausdruck von Totenmasken können hier beispielhaft genannt werden (Hoepke 1974). Er hinterließ dem Institut keine nachweislichen Präparate, Modelle oder Abbildungen für die Lehre oder solche, die während seiner Forschungen erstellt wurden. Allerdings beeinträchtigte er trotzdem die »Sammlungslandschaft« im Hause, wahrscheinlich sogar eher unbeabsichtigt, nachhaltig. Durch den Bedarf an Büros für den neuen Lehrstuhl mussten Räumlichkeiten hergerichtet werden. Die Situation verschärfte sich erneut, als bereits kurze Zeit später im Jahr 1971 ein dritter Lehrstuhl durch Wolf-Georg Forssmann (1939), einen anerkannten Peptidforscher, besetzt wurde. Er führte in Heidelberg die Elektronenmikroskopie ein, makroskopische Sammlungsobjekte sind von ihm nicht überliefert (Doll 2013, S. 34–35). Da noch kein Neu- oder Anbau in Aussicht gestellt wurde, kamen nur wenige Möglichkeiten in Betracht: Entweder Räume, in denen die Lehre durchgeführt wurde, oder Räume, in denen die Sammlung stand, mussten freigeräumt werden. Man musste kein Prophet sein, um sich auszumalen, welche der Möglichkeiten ausgeführt wurde. Die Objekte der Gegenbaur-Sammlung konnte man als zusammenhängende Sammlung identifizieren, vielleicht wurde sie deshalb aus dem zugänglichen Teil der Sammlung entfernt. Vielleicht wurden sie aber auch einfach nur in den Keller geräumt, weil man die eigenen Interessen von einer Sammlung mit überwiegend vergleichenden Objekten aus dem Tierreich nicht vertreten sah? Das Universitätsbauamt wollte dem Institut mit 10.000 DM helfen, die wertvolle und einzigartige Gegenbaur-Sammlung, die Sammlung des bekanntesten Vergleichenden Anatomen seiner Zeit, zumindest neu gestalten zu können. Doch das Bauamt zog sich zurück und das Haus musste den internen Umzug selbst tragen (UAH, REP, 24.5.1971). Die Gegenbaur-Sammlung als solche wurde zerschlagen, denn die meisten Exponate und Forschungsobjekte wurden tragischerweise undokumentiert abgegeben. Einige Objekte wurden an das zoologische Institut Heidelberg abgegeben. Im Jahr 1973 begann man, die verbliebenen humanmedizinischen Präparate und Modelle in den Präpariersälen aufzustellen (UAH, REP, 2.5.1973). Im Jahr 1975 zog das Institut endlich in den Neubau, »Im Neuenheimer Feld 307«. Dort wurden solche Sammlungsobjekte, welche nicht verschenkt oder gar weggeworfen worden waren, wieder aufgestellt. Wertvolle Modelle wurden in den Keller geräumt, hunderte historisch wertvolle Wandtafeln unsachgemäß zusammengebunden und so im Laufe der Jahre zerstört. Vielleicht »vergaß« man in der Planungsphase die Sammlungsobjekte, jedenfalls wurden sie nun in den Flurbereich und, wie zuvor in der Brunnengasse, auf die Präparationssäle aufgeteilt. Aus einer zusammenhängenden, historisch gewachsenen und wertvollen Sammlung wurde ein Sammelsurium, das seine eher zufällige und unbeschriftete Sortierung erst dann verlor, als im Jahr 2004 endlich damit begonnen wurde, die Geschichte aufzuarbeiten.

Kantner wurde im Jahr 1975 von Darius Fahimi (1933) abgelöst, der sich für die Struktur und Funktion von Zellorganellen und dem Leberstoffwechsel interessierte. Während seiner Amtszeit erfolgte im Jahr 1988 die Umbenennung aller drei Lehrstühle. Der LS I wurde die »Allgemeine Anatomie und Embryologie«, der LS II »Anatomie und Zellbiologie« und der LS III »Neuroanatomie«.

Neue alte Medien

Sara Doll

S. Doll et al., *Wenn der Tod dem Leben dient – Der Mensch als Lehrmittel*,
DOI 10.1007/978-3-662-52674-3_13, © Springer-Verlag GmbH Deutschland 2017

13.1   Stereoskopieaufnahmen

Insgesamt vier Stereoskopieprojektoren (Inventarnummern Inst 37–40) der Marke »View Master Stereomatic 500« und ein kleiner View Master Model D (Inventarnumme Inst 27) befinden sich noch immer im Besitz des Anatomischen Instituts. Sie wurden vermutlich durch Forssmann erworben, der diese spezielle Übertragungsmethode in den USA kennenlernte und in den 1970er-Jahren nach Heidelberg importierte.

Der »View Master« wurde erstmals auf der Weltausstellung 1939 in New York eingeführt. Willhelm B. Gruber (1903–1967), ein bayrischen Orgelbauer und Fotograf, der im Jahr 1923 in die USA emigrierte, entwickelte das Gerät mit dem man Stereoskopiebilder einfacher als bisher betrachten konnte (Chase 1992, S. 153). Das Projektionsgerät wurde später in Zusammenarbeit mit Saywer‹s, einer Firma aus Portland, Oregon entwickelt (Internet: vmresource.com).

Die Projektoren wirken schon allein durch ihre äußere Form äußerst anachronistisch, sind aber noch voll funktionstüchtig und können stereoskopische Bilder vergrößert auf eine Wand projizieren. Diese Bilder sind in Form einer Bildscheibe, auf der immer sieben identische Diabildpaare enthalten sind, zusammengefasst. Die Paare werden dann durch den Projektor vergrößert an die möglichst beschichtete und somit gut reflektierende Wand geworfen. Die Betrachter trugen spezielle 3D-Brillen (Polaroid viewing glasses), damit die beiden einzeln übertragenen Bilder zu einem verschmolzen.

Mit einem kleinen View Master, den man üblicherweise vor die Augen und gegen eine Lichtquelle halten muss, wird dem Betrachter ermöglicht, die jeweils zusammengehörigen Bilder zeitgleich mit dem rechten und linken Auge anzuschauen und so ein räumliches Bild wahrzunehmen. An der Seite befindet sich ein kleiner Hebel, durch den die Scheibe zum nächsten Bilderpärchen weitertransportiert werden kann. Diese in der Hand zu haltenden Betrachter sind bis heute beliebt, um Unterhaltungsbilder wie zum Beispiel Comics oder Reiseaufnahmen räumlich betrachten zu können. Der Heidelberger View Master – es ist das Model D – wurde zwischen 1955 und 1972 aus Bakelit produziert. Er wird unter Sammlern heute hoch gehandelt, da er ausgezeichnet verarbeitet ist und die Möglichkeit bietet, die Bildschärfe auf individuelle Bedürfnisse einzustellen. Außerdem ist eine Lichtquelle inkludiert, die man mittels Stromkabel betreibt. Die Studierenden konnten so vom Tageslicht unabhängig die Bilder betrachten.

In Heidelberg wurden die Vorlesungen von Stereoskopiebildern begleitet, die mit Projektoren an die Wand projiziert aus dem »Stereoscopic Atlas of Human Anatomy« von David L. Bassett (1913–1966) entnommen wurden. Dieses insgesamt 25 Bände umfassende, 1952 erstmals erschienene Lehrbuch galt damals als ein Standardwerk. Es wurde im März 1951 auf einer Anatomentagung in Detroit mit großem Erfolg eingeführt (Chase 1992, S. 153). Jedem der Bände lagen zwischen acht bis zehn Bildscheiben anbei, sodass über 1.500 Bilder mit ausführlichen Erklärungen, Strichzeichnungen der Fotos und dessen Beschriftungen zum Studium zur Verfügung standen. Die Illustratoren Ruth Ogren, Harriet O‹Neill und Lorene Segal (Lebensdaten unbekannt) teilten sich die Arbeit. Die Kodachrome-Fotos wurden von Gruber selbst aufgenommen.

» It was the purpose to prepare for each view such a careful and informative dissection as a skilled prosector of the old school might have been proud to demonstrate, and then to spare no pains in bringing each structure into full illumination and clear perspective. (Goss 1962, S. 101)

Übersetzung der Autorin: »Es war beabsichtigt, für jede Ansicht eine so vorsichtige und informative Präparation durchzuführen, wie sie ein erfahrener Prosektor der alten Schule erstellt hätte, um stolz demonstrieren zu können. Es wurden keine Mühen gescheut, um jede Struktur komplett und aus allen Blickwinkeln zu beleuchten.«

Alle im Atlas gezeigten Präparationen wurden an nur zwei Leichnamen durchgeführt (Chase 1992, S. 153)! Zuerst spülte Bassett die Gefäße gründlich, damit kein geronnenes Blut das Bild verderben konnte. Danach wurden die Präparate mit einer farberhaltenden Jores-I-Lösung haltbar gemacht (Wasser, Karlsbader Salz, Chloralhydrat, Formalin) und in der Jores-II-Lösung aufbewahrt (Wasser, Glycerin, Kaliumacetat). Einige Gefäße wurden mit rotem oder blauem Naturlatex gefüllt, andere von außen mit Farbe markiert. Durch die Zugabe von Glycerin erscheinen die abgebildeten Präparate zum Teil etwas glänzend.

Seit den 1990er-Jahren werden diese wirklich ungewöhnlich guten Abbildungen nicht mehr zu Lehrzwecken verwendet – vielleicht weil die Technik einfach zu antiquiert erscheint und einen Aufwand voraussetzt, der durch die nun vorhandene moderne Technik nicht gerechtfertigt erscheint.

13.2 Umkehrfilme

Im Institut lagert noch eine große Anzahl an Dias, sie zeigen Illustrationen, die nicht mehr wie in der Vergangenheit auf Glas, sondern auf Film gebannt wurden. Diese Lehrmittelsammlung besteht zum einen aus Abbildungen, die aus Anatomielehrbüchern abfotografiert wurden. Auf einigen wenigen Diarahmen wurde handschriftlich notiert, dass sie den Anatomiebüchern der Autoren Netter, Pernkopf und Langmann entnommen wurden, doch leider ist keine Auflage vermerkt, die einen Hinweis auf das mutmaßliche Entstehungsdatum liefern könnte.

Die Mehrzahl der sich auf Filmen befindlichen Objekte zeigt jedoch anatomische Präparate. Diese Lichtbilder, die in blauen Rähmchen geliefert wurden, wurden in den USA gekauft und von den Präparationen des Bassett-Atlas erstellt. Nun lösten die Dias die Stereoskopiepräsentationen ab, die nur mit spezieller Brille und Projektor betrachtet werden konnten. Professor Forssmann erwarb die Aufnahmen dreimal, damit jeder Lehrstuhl über diese Präparationen verfügen konnte. Die Beschriftung der Dias erfolgte nach der Ordnung, die Bassett wählte, die Aufeinanderfolge spiegelt somit nicht die Präparationsschritte im Heidelberger Präparationskurs wider. Mithilfe dieser ausnahmslos guten Präparationen demonstrierten die Dozenten den Studierenden, wie deren auszuführenden Arbeitsaufträge und Präparationsziele auszusehen hatten. Nach den Vorlesungen und vor dem Präparationskurs wurden die Dias im Rahmen einer kursbegleitenden Einführung gezeigt; die Präparate bereiteten die Studierenden und Hilfskräfte gut auf die jeweiligen Kursabschnitte vor.

Schichtweise durchgeführte Präparationen zeigen, sauber und akkurat ausgearbeitet, Verläufe von Gefäßen, Nerven, Muskeln oder Bändern. Gelenke wurden eröffnet, um miteinander artikulierende Flächen darzustellen und Organe und Organsysteme einzeln oder im Zusammenhang, also noch im Körperinneren belassen, abzubilden. Gereinigte Knochen konnten, einzeln oder im Verbund belassen, mit Röntgenbildern verglichen werden. Durch beispielhafte Regionen wurden Schnitte gelegt, um wichtige Strukturen topographisch in einer Wechselbeziehung zu anderen betrachten zu können.

Darüber hinaus fanden direkt im Präparationssaal auch regelmäßige Demonstrationen an einem vorbereiteten Spender statt. Dieser wurde besonders beispielhaft präpariert und diente so den Studierenden als Referenz für ihre eigene Arbeit. Dieser Spender wurde von besonders guten Studierenden, die sich zudem schon in einem weiter fortgeschrittenen Semester befanden, präpariert und auch demonstriert. Dazu wurde eine professionelle Filmkamera aufgebaut. Die Bilder übertrug man nebst Ton für Interessierte in den nebenan gelegenen Histologiesaal.

Die filmische Übertragung wurde aufgegeben, das Demonstrationspräparat wird bis heute erstellt.

13.3   U-Matic-Kassetten

Wahrscheinlich ist der IWF und sein Logo noch vielen ein Begriff. In den meisten Schulen wurden sicherlich im Biologieunterricht die fast legendären, meist knisternden Schulfilme des in Göttingen ansässigen Instituts für Wissen und Medien gGmbH abgespielt, die mit mehr oder minder ausgeprägtem Interesse verfolgt wurden. Noch in den 1970er-Jahren wurde in Zusammenarbeit mit dem IWF in Heidelberg ein Lehrfilm zur »Präparation der Fasersysteme des Gehrins« gedreht. Der Farb- und Tonfilm zeigt in fast 16 Minuten, von denen leider nur noch knapp 9 Minuten gut erhalten sind, verschiedene Präparationen an einem formalinfixierten Gehirn. Die Szenen wurden offensichtlich im Präpariersaal Heidelberg aufgenommen. Professor Christine Heym (1932) demonstrierte die Darstellung der Assoziationsbahnen, Kommisuren und Projektionsbahnen an einem Gehirn, welches auf einem lilafarbenen Untergrund liegt, der in beabsichtigt starkem Kontrast zum eher weißlichen Organ steht. »Für die Faserung der Bahnen des Gehirns bleibt im Rahmen des Präparierkurses meist wenig Zeit. Deshalb wurde hier eine Auswahl von Präparationen getroffen, die auch der Ungeübte in wenigen Stunden ausüben kann. (IWF 1978)« In der dazugehörigen Veröffentlichung wies der IWG explizit darauf hin, dass die neue Approbationsordnung vom 28. Oktober 1970 die Zeit der Studierenden im Präparationssaal verkürzte. Das Anatomische Institut in Heidelberg reagierte mit diesem Film. Die Studierenden sollten rasch und effektiv, quasi unbegrenzt reproduzierbar, eine einfache Anleitung zur Gehirnpräparation dargereicht bekommen, die im Notfall sogar die Präparation als solche ersetzen konnte. Die verschiedenen Instrumente wurden gezeigt und erklärt. Mittels schlicht gestalteter Trickaufnahmen erläutert eine weibliche Stimme das zu berücksichtigende anatomische Wissen. Detailaufnahmen im Wechsel mit Übersichtsaufnahmen zeigten bereits ausgeführte Schritte und Zwischentitel kündigten den nächsten Schritt an. Der Film wurde zusammen mit der beigereichten, sieben Seiten langen Publikation 1978 veröffentlicht. In der Filmdose lag direkt auf der Filmrolle ein Zettel, auf dem jede Vorführung in der Heidelberger Anatomie vermerkt wurde. Der letzte Eintrag, vielleicht auch der letzte Vorführtag, ist auf den 2. Februar 1998 datiert.

Neben den zahlreichen 16mm-Filmen befinden sich auch noch acht Videokassetten im U-Matic-Format im Haus. U-Matic war das erste Filmformat, dessen Bänder in einer Kassette verborgen vorlagen. Auf den von Sony produzierten und 10 bis 30 Minuten langen Kassetten befinden sich allesamt heute in zum Teil überaus schlechter Ton- als auch Bildqualität Videos, die Präparationen an menschlichen und haltbar gemachten Leichnam zeigten. Das System wurde in den frühen 1970er-Jahren in Deutschland populär und war für qualitativ hochwertige Bänder bekannt, doch der hohe Preis schreckte potenzielle Käufer ab und so fand es zumindest in der Regel eher Anklang im schulischen oder universitären Bereich. VCR, Betamax und VHS konnten sich hingegen auch im privaten Bereich durchsetzen (http://mediafix.de/glossar-u-matic/).

Die in Heidelberg vorhandenen U-Matic Bänder waren wie schon auf den 16-mm-Filmen unterlegt mit Trickfilmsequenzen, die theoretische anatomische Kenntnisse vermitteln oder auffrischen wollten. Präsentiert wurden Muskeln der Bauchwand, Gefäße und Nerven des Armes oder die Anatomie der Leistengegend. Die Erkenntnisse bleiben jedoch eher auf der Oberfläche und tiefergehende Informationen mussten vom Betrachter selbst aufgearbeitet werden. Der größte Unterschied zu den 16mm-Filmen ist hier eigentlich nur die Länge der unterschiedlichen Filmformate; die U-Matic-Filme sind durchschnittlich doppelt so lang wie ihre Vorgänger.

Diese Filme wurden in Zusammenarbeit mit Klinikern vom Hochschulreferat der FU in Berlin produziert, welches sich im Jahr 1957 bildete. Zwischen den 1970er und späten 1990er-Jahren wurden hier hauptsächlich Filme aus dem humanmedizinischen Bereich gefilmt, darunter anatomische Präparationsfilme, Filme aus der Chirurgie, Orthopädie, Kinderheil-kunde oder der Inneren Medizin (Fiand 2002, S. 115-116). Leider konnte nicht für alle Kasset-ten geklärt werden, wann sie produziert wurden, da weder vor dem Film noch im Abspann eine Jahreszahl gezeigt wird. Sie scheinen aber privat überspielt, also reproduziert worden zu sein, denn nach dem Film »Topographische Anatomie des Menschen Teil 10, Regio genus anterior und posterior« erscheint plötzlich und unerwartet ein Fußballspiel aus der Weltmeisterschaft im Jahr 1982: Neuseeland spielte gegen Brasilien. Brasilien gewann übrigens 4:0 und verwies Neu-seeland bei seiner ersten WM-Teilnahme klar auf den letzten Platz in der Vorrunde.

13.4 Der virtuelle Mensch, Anatomie und CT-Daten

Anatomie und innovative Medien in der Lehre – seitdem Braus schon im frühen 20. Jahr-hundert Röntgenbilder und Filme im Unterricht verwendete, waren diese Begrifflichkeiten in Heidelberg eng miteinander verbunden. Grade erst entdeckt, schon in der Lehre! Im Jahr 1895 beschrieb Röntgen die nach ihm benannten elektromagnetischen, unsichtbaren Wellen. Kno-chen und andere die Röntgenstrahlen abschwächenden Strukturen wurden weiß abgebildet und Luft ließ die Strahlung ohne Veränderung durch, sie schwärzte den Film. Schon kurze Zeit später eröffneten diese schwarz-weißen Bilder im Anatomieunterricht den staunenden Studie-renden die sonst versperrte Sicht auf den unversehrten Körper. Insgesamt 170 Glasdias, auf denen Röntgenbilder zu sehen sind, befinden sich noch heute im Fundus. Sie zeigen zum Teil Verfahren, die heute aufgrund der fortgeschrittenen Technik und der aufgetretenen Nebenwir-kungen nicht mehr denkbar sind. Die sogenannte Pneumoencephalographie erlaubte nach dem erfolgreichen Austausch vom Liquor mit Luft als natürliches Kontrastmittel zum Beispiel, die Hohlräume des Gehirns darzustellen. Aber auch Fotos, die mit Kontrastmittel angefüllte Orga-ne, zum Beispiel Teile des Darms, zeigten, kamen zum Einsatz. Diese chemischen Kontrastmit-tel färbten die eingespritzten Organe oder Gefäße weiß, denn sie schwächten die Strahlung, die anschließend auf den Röntgenfilm traf. Arteriogramme, Darstellungen von Gefäßen mittels Kontrastierung, wurden ebenso ergänzend zur Lehre benutzt. Die Röntgenbilder wurden von Albert Hasselwander (1877–1954), einem Anatomen aus Würzburg, erstellt und fanden in vielen Lehrbüchern Verwendung.

Selbst die heute fast unbekannten Röntgenreliefs kamen zum Einsatz (◻ Abb. 13.1). Diese erlaubten es dem Studierenden, ohne technische Hilfsmittel verwenden zu müssen, auf Rönt-genbilder zuzugreifen und darüber hinaus sogar eine Beschriftung der Strukturen zu erhalten. Außerdem waren sie leicht zu transportieren und robust gearbeitet. Sie wurden in den 1920er-Jahren erworben und eigentlich produziert, um einem Laienpublikum die Risiken verschie-dener Erkrankungen zu erklären. Die Deutsche Hochbild-Gesellschaft erstellte diese Reliefs. Sie erhielt Bestellungen u. a. von Gewerbeaufsichtsämtern, den Verbänden der Krankenkassen, der Deutschen Gesellschaft zur Bekämpfung der Tuberkulose und Geschlechtskrankheiten, aber auch Schulen und natürlich auch Hochschulen waren als Kunden bekannt (Ergebnisse der Exakten Naturwissenschaften 1927, S. 331). Bis heute sind Röntgenbilder, nunmehr liegen sie natürlich als Film oder in digitalisierter Form vor, ein fester Bestandteil in der Lehre.

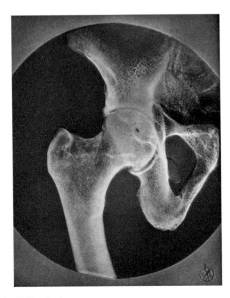

Abb. 13.1 Röntgenrelief des Hüftgelenks

Im Jahr 2007 wandten sich die Radiologen Frederik Giesel (1970) und Hendrik von Tengg-Kobligk (1972), damals noch in der Radiologie des Deutschen Krebsforschungszentrums (DKFZ) tätig, an das Institut für Anatomie und Zellbiologie, da sie an einer Zusammenarbeit interessiert waren. Analog zu Kursen, die sie bereits für Ärzte anboten, wollten sie ein Kursformat für Studierende entwickeln, in welchem radiologisches Wissen im Verbund mit anatomischen Kenntnissen eingeführt werden sollte. Als didaktische Ziele wurden gemeinsam u. a. die Förderung des räumlichen Vorstellungsvermögens, das frühe Einüben einer klinischen Betrachtungsweise und die Schaffung eines radiologisch orientierten Anatomierepetitoriums definiert. Die bis dahin üblichen Summationsbilder aus der Röntgenaufnahmetechnik sollten dazu um in der CT (Computertomographie) oder MRT (Magnetresonanztomographie) generierte Bilder erweitert werden. Diese sogenannten DICOM-Daten (Digital Imaging and Communication in Medicine) ermöglichen dem Betrachter, einen zuvor aufgenommenen Patienten mit Hilfe einer Software in allen Raumebenen virtuell zu rekonstruieren. Strukturen können im Verlauf verfolgt und Lagebeziehungen zu anderen Strukturen erkannt werden. Nach bereits zwei Durchgängen sollte sich dieses interdisziplinäre Format fest etablieren. Im »Seminar Virtuelle Anatomie« üben die Studierenden seither parallel zum Präparationskurs und im Rahmen eines vorklinischen Wahlfachs diese Kompetenzen ein.

In den Jahren bis heute wurde das Format mehrfach verändert und ergänzt. Gleich geblieben ist jedoch die Kleingruppenarbeit; während die Vorlesungen als Frontalunterricht konzipiert werden, arbeiten die teilnehmenden Studierenden hier mit nur wenigen Personen durch Dozenten und Tutoren angeleitet an einem ausgewählten Datensatz.

Kam in den ersten Jahren noch handelsübliche Software zum Einsatz, um den Unterricht abhalten zu können, wurde danach mithilfe der Klaus Tschira Stiftung (Projekt-Nr. 00.120.2007) in Zusammenarbeit mit Roland Unterhinninghofen (1975), der zu dieser Zeit noch im Karlsruher Institut für Technologie (KIT) arbeitete, eine eigene, auf die individuellen Bedürfnisse der Studierenden abgestimmte Software mit Namen »Anatomy Map« entwickelt.

Diese kommt gegenwärtig im Seminar und auch begleitend zur Präparation im Präparier-kurs zum Einsatz. Neben den traditionellen Präpariertischen befindet sich nun ein Computer, auf dem mithilfe von Anatomy Map der jeweilige Körperspender in Form einer »virtuellen Leichenschau« betrachtet und analysiert werden kann.

In den Jahren 2012 und 2013 wurden ergänzend zwei Computertische gekauft, auf denen virtuelle Präparationen in Lebensgröße durchgeführt werden können. Diese »Anatomage-Tische« inkludieren verschieden bearbeitete Daten, Schnittbildanatomie und atlasartige Abbildungen, die im Zusammenhang mit DICOM-Datensätze geöffnet werden können.

Zusammen mit dem Institut für Rechtsmedizin und Verkehrsmedizin wurde im Jahr 2013 ein gemeinsam betriebenes »Second-Life«-CT-Gerät angeschafft. Seitdem ist es nun auch möglich, die verstorbenen Körperspender im hauseigenen CT-Gerät zu scannen und so indi-viduelle Daten zu generieren.

Die Heidelberger Dozenten, Tutoren und Studierenden arbeiten heute von Oktober bis Februar im Wintersemester an Körperspendern und virtuellen Modellen. Diese Datensätze stellen im Verbund mit den entsprechenden Präparaten eine neue Qualität zeitlich limitierter Sammlungsobjekte dar; diese begrenzte und selbstverständlich anonymisierte Schaudaten-sammlung ist nicht ohne Weiteres körperlich greifbar. Sie bleibt virtuell trotz der Manipula-tionsmöglichkeit durch die Studierenden am PC. Diese Virtualität wird jedoch im Zusammen-schluss mit dem einbalsamierten Körperspender aufgehoben und ermöglicht den beteiligten Akteuren eine Überprüfung der Wirklichkeit, wie sie in der weiteren Laufbahn der jungen Mediziner aller Wahrscheinlichkeit nach nicht mehr zu realisieren sein wird. Diese nicht fass-baren Modelle können und sollen, das ist ihre Bestimmung, einen Erkenntnisprozess in Gang bringen, der anders als die meisten materiellen Modelle aus Gips, Wachs oder Plastik nicht auf Vereinfachung und Abstraktion setzt. Sie bieten den Studierenden eine endliche und umkehr-bare Möglichkeit zur bildlichen Betrachtung und Bearbeitung des scheinbaren Abbildes und der Vielfalt des menschlichen Körpers. Diese Beobachtungsleistung, flankiert durch die Präparation des echten Körpers, ergibt in der Summe eine wahre Bereicherung im Studium.

Modelle und Präparate als Grundlage für anatomische Forschung

Sara Doll

S. Doll et al., *Wenn der Tod dem Leben dient – Der Mensch als Lehrmittel*,
DOI 10.1007/978-3-662-52674-3_14, © Springer-Verlag GmbH Deutschland 2017

Die anatomische Forschung wurde lange Zeit betrieben, indem der von außen und durch Leichenöffnung auch innen sichtbare Bereich des menschlichen Körpers mit dem »unbewaffneten« Auge beschrieben wurde. Grundliegend neue Erkenntnisse, wie zum Beispiel die Entdeckung des Blutkreislaufes durch William Harvey (1578–1657), im Jahr 1628 publiziert, beendeten die nun veraltete und überholte Vier-Säfte-Lehre. In dieser wurden u. a. durch Galenos von Pergamon (etwa 130–200) mit den Körpersäften der schwarzen und gelben Galle sowie Blut und Schleim alle Vorgänge im Körper, ja auch Charakterzüge beschrieben und erklärt (Eckart 2013, S. 27–28). Ein weiterer Meilenstein war sicher die Entwicklung des Mikroskops durch Zacharias Janssen (1558–1631), mithilfe dessen man nun beginnen konnte, fast unsichtbar Welten zu erobern. Die Weiterentwicklung des Instruments durch Antoni van Leeuwenhoek (1632–1723) ermöglichte ihm die Entdeckung von Bakterien, Blutkörperchen oder winziger Blutgefäße. Weder der Kreislauf noch ähnlich epochale Entdeckungen wurden in der Heidelberger Anatomie beschrieben. Doch auch hier können Publikationen oder materielle Ergebnisse ausgemacht werden, die wichtige Forschungen dokumentieren. Im Folgenden sollen die interessantesten Ereignisse, die mit Heidelberger Anatomen und Sammlungsobjekten assoziiert sind, aufgeführt werden.

14.1   Ackermann und die Frauen

Als Anfang des 19. Jahrhunderts der Lehrstuhl für Anatomie in Heidelberg zum ersten Mal besetzt wurde, arbeitete der Lehrstuhlinhaber Ackermann häufig beobachtend-desktiptiv. Durch Sammlung, Präparation und Beschreibung auf Basis empirisch gewonnenem Wissens zog er aus diesen Datensammlungen Resultate, die zumindest unter einigen Zeitgenossen anerkannt wurden. Die eher gesellschaftspolitisch als anatomisch wichtigsten Forschungen des ersten Lehrstuhlinhabers Fidelis Ackermann wurden leider schon, bevor er nach Heidelberg berufen wurde, zu Papier gebracht. In seinem im Jahr 1788 erschienenen Buch »Über die körperliche Verschiedenheit des Mannes vom Weibe, außer den Geschlechtsteilen« druckte der Huber Verlag in Koblenz eine detaillierte Untersuchung Ackermanns über Unterschiede oder auch Gleichheit von Mann und Frau ab. Ackermann untersuchte unzählige Leichname, um diese Publikation zusammenstellen zu können. An der Haut, dem Knochenumfang, dem Gewicht einzelner Knochen, der Beschaffenheit des Mundes, des Kehlkopfes, der Blutgefäße oder am Aufbau des Nervensystems wollte er u. a. konstatieren, dass es bei genauer Betrachtung manchmal tatsächlich keine großen Unterschiede gibt (Ackermann 1788, S. 5). Ein weiteres Ergebnis lautete, dass Männer, die körperliche Arbeit verrichten, stärkere Nerven, Muskeln und Gefäße hätten, aber deshalb ein kleineres Gehirn und weniger Geisteskraft aufwiesen. In logischer Konsequenz seien Frauen, die ja eher sitzende Tätigkeiten verrichten auch »… im Durchschnitt genommen zu wissenschaftlichen Unternehmungen tauglicher … als Männer; deren größten Theile ohnstreitig körperliche Arbeiten zum Looße geworden. (Ackermann 1788, S. 149). Diese eher ungewöhnliche Schlussfolgerung in der frühen neuroanatomischen Forschung galt vielleicht schon damals eher als »exotisch«.

Nach seiner Berufung nach Heidelberg galt Ackermanns Interesse mehr seinen klinischen Aufgaben und der Lehre als der Forschung. Ins »Rampenlicht« rückte er in Heidelberg nachhaltig, wie bereits beschrieben, durch seine Auseinandersetzung mit und Widerlegung der Schädellehre nach Gall.

14.2 Getränk mit Bullengalle

Im Jahr 1827 veröffentlichten Friedrich Tiedemann und der Heidelberger Chemiker Leopold Gmelin (1788–1853) die Ergebnisse ihrer chemischen Forschungen über »Einige neue Bestandtheile der Galle des Ochsen« (Tiedemann u. Gmelin 1827). Sie verließen die Ebene der Beschreibung und experimentierten mit der Gallenflüssigkeit von Ochsen. Neben Gallenfett und -harz konnten sie u. a. das Gallen-Asparagin ausmachen, eine Aminoethansulfonsäure die nicht aus dem Spargel extrahiert wurde, ihr aber sehr ähnlich sei. Es erschien durchsichtig, farblos, die Asparagin-«.. Kristalle krachten zwischen den Zähnen und hatten einen frischen, übrigens weder süßen noch salzigen, noch sonst ausgezeichneten Geschmack.« Sie lösten sich leicht in Salpetersäure, in Weingeist blieb der Stoff fast unbeeindruckt in seinem Ursprungszustand bestehen. Weder Tiedemann noch Gmelin dachten zu dieser Zeit daran, dass das Asparagin aus der »Stiergalle« später in Taurin umgetauft (im griechischen wird der Stier »Tauros« genannt) und im 20. Jahrhundert als Getränkezusatz populär werden sollte. Seit Ende der 1980er-Jahre findet es sich in einem österreichischen Energy Drink einer Firma, die in ihrem Logo zwei Bullen vor einer Sonne aufeinander zulaufen lässt. Taurin wird in der Leber gebildet und befindet sich größtenteils im Gewebe des Herzen, im Skelettmuskel und im Gehirn (Internet, Knapp 2006). Es soll laut Sugihara et al., die schon im Jahr 1963 in einigen Experimenten an Tieren die Wirkung des Stoffes untersuchten, antibakteriell, aber auch direkt leistungssteigernd und kräftigend auf das Herz wirken – zumindest bei Fröschen, Kröten und Kaninchen. Die Blutgefäße einiger Tiere erweiterten sich deutlich, manchmal zeigte sich auch eine Steigerung oder Regulation der rhythmischen Darmtätigkeit. Festgestellt wurde eine Herabsetzung von Reizempfindungen, die später auch in klinischen Versuchen mit Schmerzpatienten verifiziert werden konnte (Sugihara et al. 1936). Neuere Studien diskutieren u. a. den Effekt von Taurin auf die Bauchspeicheldrüse oder sogar eine indirekte antioxidative Wirkung (Kuzima et al. 2008). Ob Taurin auch Flügel verleiht, wurde nicht getestet.

14.3 Kinder im Glas

Henle verfasste, direkt nachdem er Tiedemanns Nachfolger wurde, dessen Sammlungsbuch neu. Diese Aufzeichnungen dokumentieren die Sammeltätigkeit Tiedemanns und dessen Schwerpunkte. Verzeichnet wurden eine große Anzahl an präparierten Kindern aus allen Altersstufen. Darunter befanden sich über 100 Embryonen (Keimling bis zur 9. SSW) und Föten (Fötalperiode beginnt ab der 9. SSW) in der Sammlung, die zum Teil sehr genau beschrieben in Gläsern aufbewahrt wurden. Etwa die gleiche Anzahl an missgebildeten Kindern wurde im pathologischen Katalog aufgezählt (▶ Abschn. 5.12, Seite 38). Insgesamt umfasste die Sammlung etwa 200 Kinder jeglichen Alters, um daran Forschung durchführen zu können. Tiedemann wollte alle gesammelten Informationen über missgestaltete Kinder, insbesondere mit Fehlbildungen im Kopfbereich, zusammenfassen, sie vergleichen und auf Basis dieser Quellenlage eine allgemein gültige Regel entwickeln, um »..das Allgemeine des dieser Classe von Mißgeburten eigenthümlichen Baues heraus zu heben.« (Tiedemann 1813, Vorrede). Er konstatierte schließlich, dass weder ein »Versehen« (die Mutter sah etwas Schreckliches) noch äußere Gewalteinwirkung ursächlich in Frage kämen. Auch könne ein zufällig weiterentwickeltes »monströses Ey« nicht der Grund sein. Im Vergleich vieler Kinder, wohl- oder fehlgestaltet, kam er zum Schluss, dass es »in der Bildung gehemmte« Kinder sind, Kinder deren Vegetation träge sei. Die technischen Möglichkeiten, so wie sie den heutigen Forschern zu Verfügung stehen, waren zu

Tiedemanns Zeiten begrenzt. Seine Beweisführung stützte sich deshalb auch auf Studien anderer Forscher am Wachstum und Gestaltung des Hühnerembryos. In der Quintessenz seiner induktiven Überlegungen fasste Tiedemann folgende Kategorien zusammen: Es gibt Fehlbildungen mit »mangelnden Theilen«, solche »mit einem Exceß in der Bildung und Hervorbringung der Organe« und eine dritte Klasse von Malfomationen, in denen beides gleichzeitig vorkomme. Diese Regel festgehalten stellte Tiedemann sich und seinen Lesern allerdings ziemlich ratlos die Frage, wie es überhaupt zu einer solchen Trägheit komme, die kausal für die beschriebenen Fehlbildungen sei. Er vermutete, sie läge vielleicht im »Zeugungsact selbst«, doch war er Wissenschaftler genug, um selbstkritisch zu postulieren, dass er letztendlich keine Ahnung habe und es besser der Nachwelt überlassen sollte, diese Angelegenheit zu lösen.

14.4   Forschung kann zum Tode führen

Vincenz Fohmann untersuchte lange Jahre Lymphknoten und -bahnen des Menschen. Aber auch an ihrer Ausprägung bei Tieren wie Hunden, Katzen, Kühen, Pferden oder Vögeln war der Anatom interessiert. Die Lymphbahnen, die seinerzeit noch oft Saugadern oder auch Milchgefäße (weil die darin enthaltene Flüssigkeit, wenn sie aus dem Darmbereich kommt, weißlich schimmerte) genannt wurden, wurden bereits Jahre vorher im 17. Jahrhundert z. B. von Vesling (1598–1649), Aselius (1581–1626) oder von Bartholin (1616–1680), der als einer der bekanntesten Erstbeschreiber gilt, dargestellt. Fohmann wollte das Aussehen, den Verlauf und die Funktion dieses Systems gleichwohl genauer erkennen und beschreiben. Einige seiner Zeitgenossen veröffentlichten, dass es im Alter starke Veränderungen gäbe; die Saugadern schienen verengt, verstopft oder bei Greisen sogar komplett verschlossen. Diesen Behauptungen ging Fohmann jedoch nicht nach. In einem 1821 veröffentlichten Buch verfolgte der Heidelberger Prosektor die Verbindung der Saugadern mit den Venen (Fohmann 1821). Um seine Vermutung zu unterstützen, dass die Lymphgefäße tatsächlich in den Venen endeten, verwendete er einen Apparataufbau nach Sömmering. Dieser bestand aus einem Glaszylinder mit einem Hahn, welcher ihm ermöglichte, langsam das Injektionsmedium in größere Lymphbahnen eintropfen zu lassen. Um die sehr feinen Verästelungen darstellen zu können, verwendete er Quecksilber, ein, wie man heute weiß, nicht ungefährliches Metall, das jedoch durch sein Eigengewicht die Klappen in den Lymphbahnen überwinden kann.

Zur Entkräftung möglicher gegnerischer Argumente führte er seine Experimente nur an Individuen oder Tieren durch, die kurz zuvor verstorben waren; ein fortgeschrittener Verwesungsprozess hätte seine Ergebnisse verfälschen können. Er injizierte möglichst langsam, um Extravasate zu vermeiden und dem Vorwurf zu begegnen, dass er nur zerissene Gefäße darstellen könne, da sich das Quecksilber in die Umgebung, also auch in die Venen, ergießen würde. Fohmann fragte den Leser, wohl eher im Sinne eines rhetorischen Stilmittels, warum dann nicht auch in Arterien das Metall zu finden sei, und führte in seinen Ausführungen auf, dass er nach der Injektion bei der ausführlichen Inspektion der Venen auch dieselbe milchige Flüssigkeit darin vorfand, die so charakteristisch sei. Seine Versuchsreihen ließen Fohmann schlussfolgern, dass in hintereinander geschalteten Lymphknoten, die er Lymphdrüsen nannte, eine Anpassung der Lymphe erfolgen würden, damit diese Flüssigkeiten hiernach »vermittelnd« in die kleinsten Venen abgegeben werden könnten. Dort würde eine behutsame Assimilation mit dem Blut erfolgen. Heutzutage weiß man jedoch, dass die Knoten keine Drüsen sind, denn sie sondern kein Sekret ab. Dennoch war Fohmann führend in der Darstellung der Wege, die die Lymphe im Körper beschreibt.

Fohmann verließ Heidelberg, um im Jahr 1827 Anatomieprofessor in Lüttich zu werden. Schon ein paar Jahre später, etwa im Jahr 1833, wurden erste Anzeichen einer Krankheit evident, die ihn vier weitere Jahre später zu Tode kommen ließen. Seine Arbeit mit Quecksilber sollte Fohmann langsam aber stetig vergiften. Drastisch bezeugt der Sektionsbericht den Leidensweg, der dem erst 43-jährigen Mann widerfuhr. Zu Beginn klagte er häufig über Kopfschmerzen, Schmerzen im Rücken und an den Gliedern, Einschlafen der letztgenannten, Schwindel und Zuckungen in den Extremitäten sowie vermehrte Speichelbildung. Fohmann hielt zu dieser Zeit noch täglich eine zweistündige Vorlesung! Im September 1837 bekam er Fieber und ununterbrochene Schmerzen in allen Muskeln. Plötzlich zeigte er keinerlei Reaktionen mehr auf ausgeübten Druck zum Beispiel auf die Rückenmuskulatur, er bekam Durchfälle und zitterte unaufhörlich. Der Puls stieg hoch an, die »Rückenmarksentzündung« führte Mitte September ins Koma, aus dem er nicht mehr erwachen sollte. Trotz zahlreicher angelegter Blutegel, Schropfköpfe, kalter Waschungen, »erweichende Klystiere u. Kataplasmen von Leinsamenmehl auf die Fusssohlen« gegeben, starb er an 25. September 1837 an den Folgen seiner Forschung mit Quecksilber (Häser 1838). Zu diesem Zeitpunkt hätten sicherlich auch modernere Versuche der Quecksilberausleitung Fohmann nicht mehr retten können.

14.5 Ein Knoten im Ohr

Friedrich Arnold sollte Fohmann als Prosektor ablösen. Bereits im selben Jahr veröffentlichte er seine Abhandlung »Über den Ohrknoten: eine anatomisch-physiologische Abhandlung«, um den zwei Jahre zuvor durch ihn entdeckten Nervenknoten der Fachwelt zu präsentieren (Arnold 1828). Er nannte diese Ansammlung von Nervenzellkörpern Ganglion oticum, da sie eine enge Lagebeziehung zum Gehörorgan aufwiesen (vom griechischen Wort otós, »das Ohr«, abgeleitet) (◘ Abb. 14.1). Im Rahmen seiner Dissertation wurde er bereits des Knotens gewahr, konnte das Ganglion jedoch aus Zeitmangel noch nicht detaillierter beschreiben. Neben der Beschreibung des Ganglion oticum berichtete er dann Jahre später in seiner Abhandlung auch über den Nervus petrosus superficialis minor, einen Nerv, der seit der Vereinheitlichung der anatomischen Begriffe im Jahr 1955 (Pariser Nomina Anatomica) bis heute kurz Nervus petrosus minor genannt wird.

Beim Ohrknoten handelt es sich um eine Umschaltstelle für Nervenfasern aus dem 9. Hirnnerven mit Namen N. glossopharyngeus. Sie gelangen im N. petrosus minor zum Ganglion. Nach der Umschaltung legen sich die Fasern einem anderen Nerven an und gelangen so zur Ohrspeicheldrüse, wo sie die Bildung eines dünnflüssigen, enzymreichen Speichels anregen. Ohne Umschaltung im Ganglion ziehen dagegen sowohl Fasern aus dem oberen Halsganglion, deren Aktivität den Speichel dickflüssig werden lässt als auch sensible Anteile für die Innervation der Hirnhaut.

Arnold schloss durch seine sehr genaue anatomische Beschreibung des Knotens in seiner Abhandlung aber auch u. a. auf die motorische Funktion durch Anteile des Ganglion, welche die »automatischen Bewegungen des Paukenfells« ermöglichen, um das Ohr zum Beispiel vor zu lauten Geräuschen zu schützen. Arnold nannte den Knoten deshalb »Centralorgan für die automatische Bewegung des Trommelfells« und beschrieb diese Bewegung in Analogie zum Ganglion ciliare, welches das Auge vor schädigenden Einfällen schützt, indem sich die Iris bei starken Reizen blendenartig zusammenzieht. An dieser Stelle irrte sich Arnold, denn diese Nervenfasern ziehen ohne Umschaltung durch das Ganglion durch, um dann den Muskel zu innervieren, der das Trommelfell spannt. Im Vergleich zu einigen Tieren bemerkte der Anatom

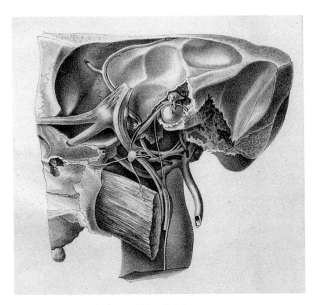

⬧ Abb. 14.1 Ganglion oticum, von Friedrich Arnold beschrieben

auch einen Zusammenhang zur Größe des äußeren Ohres; je höher entwickelt dies war und je mehr »Schallstrahlen durch ein grosses und sehr bewegliches Ohr aufgefangen« werden konnten, desto größer war auch das Ganglion.

Arnold legte in seinem Buch aber auch dar, wozu Ganglien überhaupt nützlich seien: Einige Anatomen sahen in ihnen einen reinen Nerven-Verteilerkasten in Miniaturform, andere glaubten, die Knoten seien »kleine, untergeordnete Hirne«, die Reize hemmen, verstärken oder selber hervorbringen können – ohne »Einfluss des Willens«. Als Beweis für die Richtigkeit der letzteren These führte Arnold die Weiterführung der »Processe des pflanzlichen Lebens« (= Kreislauf, Verdauung, Blutbildung...) nach einem Schlaganfall an. Selbst nach »Wegnahme des Gehirns oder Rückenmarks, wenn man das Athmen künstlich unterhält«, würden die durch die Ganglien gesteuerten Vorgänge zumindest für eine gewisse Zeit noch fortbestehen.

Neben dem genannten Ganglion beschrieb Arnold auch einen zum Ohr führenden Ast des Nervus vagus, einen Hustenreflex der bei Reizung des N. vagus auftritt, die Substantia Arnoldi, die heute Substantia reticularis alba genannt wird, und das Arnoldsche Bündel, eine Großhirn-Brückenbahn. Obwohl Arnold als ein überaus fleißiger Forscher bezeichnet werden kann, sind doch kaum noch Präparate von ihm in der Heidelberger Sammlung vorhanden. Schlimmer noch, seine entdeckten Strukturen kennen heute sicherlich die meisten Mediziner, doch leider wissen meist nur diejenigen Ärzte Arnold zu würdigen, die im anglo-amerikanischen Sprachraum leben. Dort werden noch immer die Namen der Erstbeschreiber überliefert: »Arnold's ganglion«, »Arnold's cough« oder »Arnold's nerve« – in Deutschland wurden diese Eigennamen im Zuge der Vereinheitlichungen und Zugunsten der aktuellen »Terminologica Anatomica« aufgegeben.

14.6 Gegenbaurs Schule

Mit der Berufung Gegenbaurs, der als einflussreicher und wichtiger Forscher der Vergleichenden Anatomie weltweit galt, veränderte sich nicht nur das Profil der Lehre, sondern auch das der Forschung nachhaltig und grundlegend. Wie bereits ausgeführt, verglichen auch andere Heidelberger Anatomen zuvor menschliche Körper mit denen der Tiere, doch Gegenbaur tat dies wesentlich systematischer und ausführlicher. Gegenbaurs Definition der Ausrichtung der Anatomie, die unter einigen Zeitgenossen vielleicht als fast revolutionärer Denkansatz verstanden wurde, spiegelt sich in seiner Definition wider, die im Buch »Grundzüge der vergleichenden Anatomie« zu finden ist. Die deskriptive Anatomie entbehre laut Gegenbaur den Charakter einer alleinstehenden Wissenschaft. »Anders gestaltet sich die Anatomie, sobald ihr die Kenntniss von Thatsachen nur Mittel ist, die aus einer Summe von Thatsachen erschlossene Erkenntniss dagegen der Zweck. Indem sie die Thatsachen der Einzelerscheinungen untereinander vergleicht, leitet sie daraus wissenschaftliche Erfahrung ab, und gestaltet das auf dem Wege der Induction Gefolgerte zu dekuctiven Schlüssen, Sie wird dadurch zur vergleichenden Anatomie.« (Gegenbaur 1870, S. 5). Versöhnlich wollte er jedoch die Beschreibung als wichtiges Werkzeug zur Befunderhebung, gewissermaßen als »Boden für die Vergleichung« und Grundlage einer Hypothesenbildung, verstanden wissen.

Bereits als Junge interessierte er sich über alle Maßen für jegliche Art von Tieren und zergliederte sie sogar schon, um deren Körperbau zu analysieren. Trotzdem entschied er sich für ein Medizinstudium in Würzburg, doch nach dem fünfjährigem Studium publizierte er im Jahr 1853 insgesamt 14 Arbeiten, die sich nicht mit einer medizinischen Fragestellung, sondern mit verschiedenen Seetieren beschäftigten. Es war also nicht verwunderlich, dass er im Sommer 1855 eine Berufung als außerordentlicher Professor für Zoologie, später Anatomie und Zoologie, in Jena annahm. Neben den normalen Unterrichtstätigkeiten richtete er sein Augenmerk in der Forschung weg von den wirbellosen Tieren hin zu den Wirbeltieren. Als er nach Heidelberg kam, sollte diese Arbeit noch intensiviert werden. In Gegenbaurs Nekrolog berichtete Fürbringer: »Die produktive Tätigkeit der Heidelberger Jahre findet kaum ihresgleichen. Von der vergleichenden Anatomie erscheinen in den Jahren 1874 und 1878 zwei neue Auflagen (Grundzüge der vergleichenden Anatomie) und endlich 1898 und 1901 – als sein letztes wissenschaftliches Werk – die große zweibändige vergleichende Anatomie der Wirbeltiere mit Berücksichtigung der Wirbellosen, die Frucht einer 20 jährigen Arbeit.« (Fürbringer 1903, S. 417).

Die »Grundzüge der vergleichenden Anatomie« zeigen auf, wie gründlich und ausführlich Gegenbaur arbeitete. Sein Fleiß schien keine Grenzen zu kennen, denn nach einem einleitenden, allgemein gehaltenen Teil über die Formelemente und Organe, ihre morphologischen Erscheinungen, schrieb er im speziellen Teil in den fast folgenden 800 Seiten über alle Organsysteme von zum Beispiel Hohltieren, Würmern, Stachelhäutern, Gliederfüsslern, Schnecken und Wirbeltieren und verglich sie, flankiert durch umfangreiche Lieraturverzeichnisse, untereinander.

Die Morphologie des Skelettsystems interessierte Gegenbaur ebenso. Hier publizierte er seine Erkenntnisse Tierarten übergreifend. Daneben brachte er auch einige Metaanalysen, die einen kritischen Überblick über den damaligen Stand der Leistungen und Erkenntnisse auf verschiedenen anatomischen Gebieten boten, heraus. Diese Studien führte er an Sammlungsobjekten durch, die er im Laufe der Jahre generierte oder die durch ihn angelegt wurden. Einige dieser Objekte sind noch vorhanden, sie zeigen Skeletteile verschiedener Tiere.

Eine weitere wichtige wissenschaftliche Leistung war die Gründung des »Morphologischen Jahrbuchs«. Es erschien im Zeitraum 1876–1902, danach wurde es unter dem Namen »Gegenbaurs morphologisches Jahrbuch« geführt. Zu diesem Zeitpunkt ließ Gegenbaurs Gesundheit keine Mitarbeit mehr zu und so wechselte auch die Redaktion. Sein ehemaliger Schüler und späterer Mitarbeiter Georg Ruge übernahm diese. Die Zeitschrift wurde erst im Jahr 1990 eingestellt.

Es wäre sicherlich zu kurz gegriffen, Gegenbaurs Leistungen nur auf wissenschaftlicher Ebene einzuordnen, denn er stärkte auch die Forschungsmethodik in nicht unerheblicher Weise (Wagner 1957). Die folgerichtige Bearbeitung beobachteter, empirisch erhobener und reproduzierbarer Daten und darauf folgendes deduktives bzw. induktives Arbeiten wurden durch ihn vorangetrieben. Die heute als »gute wissenschaftliche Praxis« bezeichnete Arbeitsweise, in der »Falschangaben« und die »Verletzung geistigen Eigentums« als grobes Fehlverhalten bewertet werden, wurde bereits im 19. Jahrhundert durch Gegenbaur und sein Vorgehen in der Forschung immer vorbildlich befolgt (Siebke 1998). Die oft ausgiebigen Literaturangaben in seinen Werken sind bis heute mustergültig.

Bluntschli resümierte im Jahr 1922, dass Gegenbaur ein sehr ergiebiger Forscher war, der mit der Ausrichtung und Ausführung seiner Studien »eine ganz neue Forschungsrichtung« initiierte (Bluntschli 1922, S. 244). Diese »Gegenbaur-Schule« brachte auch immer Schüler hervor, die befähigt waren, wissenschaftlich und interdisziplinär erfolgreich zu arbeiten.

14.7   Streitbare Wissenschaft

Analog zu Gegenbaurs Lebenslauf interessierte sich auch Fürbringer schon in jungen Jahren für zoologische Zusammenhänge. Im Gegensatz zu seinem späteren Mentor begann er seine akademische Karriere jedoch zuerst mit einem naturwissenschaftlichen Studium und wechselte erst nach einer Dissertation im Jahr 1869 über den Bewegungsapparat schlangenartiger Saurier in die Medizin. Nach dem Studium in Jena wurde Fürbringer Gegenbaurs Assistent und Schüler. Er folgte Gegenbaur später nach Heidelberg, ging nach Amsterdam und Jena, aber kehrte im Jahr 1901 als Ordinarius nach Heidelberg zurück. »Unico loco schlug die Fakultät Fürbringer als Nachfolger vor und dieser folgte aus Pietät und Pflichtgefühl dem Wunsche des Meisters, obgleich ihm das Scheiden von Jena sehr schwer wurde« (Bluntschli 1922, S. 250). Fürbringer, der laut Hermann Braus Gegenbaurs bedeutendster und markantester Jünger war, führte das Vermächtnis des so bekannten Anatomen in Heidelberg weiter (Braus 1920). Bevor er erneut nach Heidelberg kam, um den dortigen Lehrstuhl zu übernehmen, beschäftigte er sich intensiv mit der Morphologie und Systematik der Vögel und Reptilien. Als sein wichtigstes Werk gilt ein Beitrag, der anlässlich Gegenbaurs 70. Geburtstages erschien. »Seine Nervenuntersuchungen bilden, wie wenig bekannt ist, die Grundlage für die Segmentalanatomie. Die enge Zugehörigkeit von Muskel und Nerv, auf welche diese gestützt ist, war seine Entdeckung« (Braus 1920).

In Heidelberg veröffentlichte Fürbringer den fünften Band seiner Untersuchung zur Vergleichenden Anatomie des Brust- und Schulterbereichs, der sich erneut mit dem Bewegungsapparat von Vögeln beschäftigt und eine Abhandlung aus dem Jahr 1888 über diese Region ergänzen und vertiefen sollte. In insgesamt vier Paragraphen über den knöchernen Anteil der entsprechenden Region der dortigen Nerven und Muskeln beschrieb Fürbringer seine Ergebnisse. Ergänzt wurden diese durch eine systematische Einteilung der Vögel, »[die] zugleich möglichst vielen, nach ihrer genealogischen Bedeutung gesichteten Merkmalen Rechnung trug und damit wenigstens das Streben nach dem natürlichen Systeme zum Ausdruck bringen sollte« (Fürbringer 1902). Seine Thesen belegte er durch unzählige Literaturangaben, die er anders als

Gegenbaur, der seine Angaben fast immer dem Text folgen ließ, größtenteils vor die einzelnen Buchabschnitte stellte. Die erklärenden Tafeln zeichnete er eigenhändig, obwohl er einen sehr guten Kontakt zu verschiedenen Zeichnern unterhielt. Fürbringer erstellte seine Abbildungen anhand von eigenen Präparationen, denn das Institut verfügte über einen reichen Schatz an Objekten (Hintzsche 1962, S. 197). Die Tiere, an denen er forschte, bekam er zum Beispiel aus Sumatra geschenkt, so auch die Gehirne von Fledermäusen, Falken, Leguanen und Orang-Utans, die ihm im Jahr 1909 gebracht wurden (UAH, K-IV/1-58/8, 23.7.1909). Kein halbes Jahr später bekam die Sammlung erneut Zuwachs: Schlangen, Fische, Felle von Affen und Nagetieren sowie Gehirne von Krokodilen wurden zum Zwecke seiner Forschung eingeliefert (UAH, K-IV/1-58/8, 1.2.1910). Da zu dieser Zeit kein aktuelles Sammlungsjournal angelegt wurde, ist unklar, wie viele von diesen nur zum Zwecke der Forschung erworben oder hiernach als Schauobjekte Verwendung fanden. Nach mündlicher Überlieferung sollen aber viele der Tiere als Präparat ausgestellt worden sein. Sie wurden erst anlässlich des Umzugs in das Neuenheimer Feld abgegeben.

Braus bezeichnete Fürbringer in dessen Nekrolog als reinen und gütigen Menschen, der »Monumentalwerke« schrieb und das Lebensmotto »Mach es wenigen recht, vielen gefallen ist schlimm« wählte (Braus 1920). Dieses Motto wurde eindrucksvoll durch Fürbringer unter Beweis gestellt, indem er sich heftig und in aller Öffentlichkeit mit Carl Rabl (1853–1917), einem bekannten Anatom aus Prag stritt. Auslöser für den Disput, der schon bald einer sachlichen Grundlage entbehrte, war eine Kränkung durch den Kollegen, der einige Forschungsergebnisse, die hauptsächlich durch Gegenbaur, aber auch von Braus und Fürbringer vertreten wurden, anzweifelte. Darauf folgte eine insgesamt 254-seitige Reaktion seitens Fürbringer, die 1902 in Druck ging und jeden Satz der »Angriffe [Anton Felix] Dohrn‹s und Rabl's« zu demontieren versuchte (Fürbringer 1902, S. 270). Fürbringer wollte den schon schwerkranken Gegenbaur verteidigen! Bezeichnenderweise nannte Fürbringer dieses Buch »Morphologische Streitfragen«. In die nächste Runde ging der Streit der Mediziner auf der Anatomentagung im Jahr 1903, die Fürbringer vom 29. Mai bis zum 1. Juni als Gastgeber ausrichtete. Rabl las auf dem Kongress eine Stellungnahme vor, auf die Fürbringer nur unzureichend antworten konnte – weil er sich nicht vorbereitet hatte. Doch im Anatomischen Anzeiger berichtete man in einem Sonderband sehr ausführlich über die Tagung. Hier ergriff Fürbringer erneut seine Chance und antwortete zum Teil sehr polemisch, aber betrachtete hiernach den Streit für erledigt, »…der Kampf [sei] an einem Stadium angelagt, wo er der Sache nichts mehr nützt.« (Fürbringer 1903, S. 197). Nicht nur anlässlich seiner Berufung, sondern sogar noch kurz vor seinem Tod spaltete Gegenbaur seine Kollegen in zwei Lager.

14.8   Kröten mit fünf Beinen

Wilhelm Roux (1850–1924) führte als einer der ersten Forscher Experimente durch, die embryologische Fragestellungen beantworten sollten. Ihm sollten so bekannte Wissenschaftler wie Hans Spemann (1869–1941) folgen, der für seine Transplantationsversuche an Embryonen den Nobelpreis für Physiologie oder Medizin erhielt. Über die Beschreibung und Schlussfolgerung als wissenschaftliche Methode hinaus war Braus der erste Heidelberger Anatom, der ebenfalls Experimente mit Transplantationen durchführte. Seine Expertise lag in der Vergleichenden Anatomie und Experimentellen Embryologie, die er als ein Hilfsmittel in der Morphologie und Weiterentwicklung der Vergleichenden Anatomie verstanden sehen wollte. Braus arbeitete dazu mit verschiedenen Tieren und etablierte unterschiedliche Vorgehensweisen.

Ähnlich wie Gustav Born (1851–1901), ein Anatom aus Breslau, der Frösche aus zwei unterschiedlichen Vorder-und Hinterteilen zusammensetzte und dann deren Entwicklung beobachtete, arbeitete auch Braus. In den Jahren 1901 und 1902 kombinierte er häufig Frösche mit Unken, wobei er unterschiedliche »Compositionen«, so formulierte es Braus, ausprobierte. Mal verwendete er den Kopf einer Unke und pfropfte ihn auf den Leib eines Frosches, mal arbeitete er umgekehrt. Seine Versuche dokumentierte er schriftlich und fotografisch. Eine Serie von Originalfotos, die 38 Aufnahmen umfasst und seine Manipulationen an den Versuchstieren dokumentiert, liegt noch als Teil einer umfangreichen Diasammlung im Institut vor. Akribisch und auf vielen kleinen Zetteln, die sortiert nach den beteiligten Tieren in Umschlägen zusammengefasst wurden, hielt er seine Versuchsreihen und deren Ablauf fest. Über einen Zeitraum von 12 Tagen bearbeitete und beobachtete, notierte und fotografierte er zum Beispiel ein Tier, welches den Kopf einer Unke und den Leib eines Frosches erhielt (◨ Abb. 14.2). Er bemerkte viele Blutinseln, eine langsame Herzbewegung und am 8. August 1901 reagierte das Tier »auf starke Berührung durch Bewegung. Am Darm Contractionen sichtbar« (UBH, HeidHs 3915 B 2.1). Danach wurde diese »Chimäre« für einen Tag in Formalin gelegt und haltbar gemacht, in einer aufsteigenden Alkoholreihe entwässert, in dünne Scheiben geschnitten und ausgewertet.

In einem Festvortrag des Jahres 1907 berichtete Braus über eine weitere Versuchsreihe: Er propfte seinen Versuchstieren in einer frühen Phase ihrer Entwicklung Gliedmaßenknospen anderer Unken auf, die später zum Beispiel zu überzähligen Beinchen heranwuchsen (◨ Abb. 14.2). Diese Extremitäten wuchsen zwar eine Zeitlang mit, doch da sie nicht benutzt werden konnten – sie befanden sich auf dem Rücken oder wiesen keine Nerven auf –, verkümmerten sie. Das zusätzliche Bein wäre laut Braus wie eine tote Krücke benutzt worden. Der Anatom beschrieb nach der eingehenden Untersuchung der Tiere, dass die Größenverhältnisse zwischen Schultergürtel und Becken an den durch Operation alterierten Tieren ins Gegenteil verkehrt wurde; die Schultern wurden von normal großen Muskeln umgeben, wie »wenn man einen Zwerg in einen riesen Rock gesteckt hätte«. Die üblichen Strukturen wie der Oberarm, das Schulterblatt oder das Gelenk waren alle vorhanden, nur eben nicht angepasst den Größenverhältnissen der Muskeln. Braus schlussfolgerte aus dem Ergebnis u. a.: » … in dem Augenblick als wir die Gliedmaßenknospe an ihrer Basis zerschnitten, um sie abzuheben und zu transplantieren, muss bereits in dem Komplex von mikroskopisch ganz gleich aussehenden Zellen diejenige Gruppe fest bestimmt gewesen sein, welche den Schultergürtel, und diejenigen, welche Arm-und Handskelett in der Folge zu formieren hat« , denn sonst wären alle transplantierten Teile bis zur Hand fehlgewachsen (Braus 1908, S. 535–539). Die Muskelgruppen würden also demnach in unterschiedlichen Territorien entstehen, da sich die Ströme der Muskelanlagen erst nachträglich am Schultergürtel mischen würden. Braus wollte durch seine Arbeit das »formphysiologische Geschehen« aufarbeiten und in der Entwicklungsgeschichte »Dokumente für sonst verloren gegangene Etappen unseres Werdeganges und für die Wege auf[zu]finden, welche der historische Prozeß von Etappe zu Etappe folgte« (Braus 1908, S. 539).

Angetrieben durch den Wunsch, das Wachstum der Nervenzellen besser verstehen zu können, publizierte er bereits im Jahr 1905 im *Anatomischen Anzeiger* einen Aufsatz »zur Frage nach der Entwicklung peripherer Nerven« (Braus 1905). In diesen Tagen gab es tatsächlich bereits einige formulierte Thesen, die diese Fragestellung klären sollten. Wilhelm His stand als Vertreter der »Ausläufer-Hypothese« für die Idee, dass Nervenanlagen aus Protoplasma auswachsen und dann nach und nach ihre Endorgane erreichen würden. Daneben gab es einige Verfechter einer »Zellketten-Hypothese«, welche postulierten, dass es einen »ersten Anstoß zur Nervenbildung vom Zentralnervensystem« gäbe, und der Nerv in Richtung Endorgan nicht länger würde, sondern dass er »successive verlängert wird durch Teile oder Derivate von Zellen,

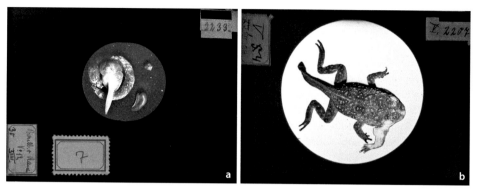

◘ Abb. 14.2 **a** Tier mit dem Kopf einer Unke und dem Körper eines Frosches, **b** Kröte mit fünf Beinen

die auf seinem Wege liegen« (Braus 1905, S. 474–475). Die dritte Theorie, die »Protoplasma-brücken-Hypothese« nach Braus besagte, dass es zwischen Ganglien- und Muskelbildungs-zellen Protoplasmafäden gäbe, die sich »autochton weiter auszugestalten vermögen« und bilden, »bis die fertigen Zustände erreicht sind« (Braus 1905, S. 478). Braus ahnte bereits, dass dieses Problem selbst nach seinen Erkenntnissen noch nicht abschließend gelöst sein würde, denn die entscheidenden zellulären Vorgänge konnten mit den damaligen »Beobachtungs-mitteln« nicht ausreichend wahrgenommen werden.

Bereits ein Jahr zuvor im Jahr 1904 experimentierte ein amerikanischer Forscher namens Ross Grenville Harrison (1870–1959) mit Nervenzellen, doch erst im Jahr 1907 sollte Harrison Geschichte schreiben: Er arbeitete als Erster erfolgreich mit Zellkulturen und isolierte Zellen auf einem Deckglas, die dort für kurze Zeit nicht nur überlebten, sondern darüber hinaus auch funktionierten und sogar zu Forschungszwecken manipulierbar waren (Curtis 2015, S. 82–83). Bis zu diesem Punkt erlaubten nur histologische Schnitte, also statische Momentaufnahmen, dem Forscher einzelne Schritte zu beobachten, sich die Zwischenstadien vorzustellen und Schlüsse daraus zu ziehen. Harrison bekräftigte jedoch mit seinen Versuchen die Ausläufer-Hypothese und stand damit im Gegensatz zu den Überlegungen von Braus.

Braus machte sich die neue Dimension und Labortechnik von Harrison bald auch zu eigen, doch dabei sollte es nicht bleiben. Durch seine Zusammenarbeit mit Zeiss in Jena, die optische Systeme bauten, konnte er leicht Zugang zu den neusten Techniken bekommen.[1] Um gewissere Antworten zu erlangen, reproduzierte Braus ebenfalls Zellkulturversuche und filmte diese in Jena. Am Nachmittag des 26. September 1922 trug Braus auf der Naturforscherversammlung in Karlsruhe seine Ergebnisse nicht nur mündlich vor, er präsentierte sogar einen Film über ein schlagendes, 6 mm kleines Froschherz! Die Möglichkeiten des Films nutzend manipulierte er bei seinem Laborversuch nicht nur das Herz, sondern im Anschluss auch den Film selbst; er zeigte als Beweis für den erfolgten Versuch dem sicherlich beeindruckten Publikum Zeitraffer-aufnahmen des Herzens, die er über insgesamt 10 Stunden jeder zehnten Minute entnahm. Ergänzend zeigte er Abbildungen wachsender Nerven, da man diese in seinem Versuch nicht sehen konnte und verwies schlussendlich auf Harrisons These. Er bemerkte, Harrison recht-gebend und seine eigene These verwerfend, dass die zuvor gezeigten Herzbewegungen ohne Nerven stattfinden können, weil »die Nerven nichts anderes als Protoplasmafortsätze der

---

1 Dort entwickelte er mit Leo Drüner (1870–1940) ein Präpariermikroskop zur besseren Beobachtung von Kleinstlebewesen.

Neuroblasten sind: sie selbst entstehen nicht autogen (wohl die Nervenbahnen). Dadurch ist beweisen, daß die geordnete Aktion in dem in vitro gezüchteten Herzen ohne Nerven erfolgt« (Braus 1911, S. 2811).

Dass Braus den fortschrittlichen Film als Argumentationsmittel und Werkzeug verwendet, ist nur folgerichtig, da er, wie bereits zuvor anklang, die Bewegung sehr stark in seine Lehre einband und nunmehr auch in seine Forschung einführte. Braus überwand hier die im wahrsten Sinne des Wortes unbewegliche Wachsplattenrekonstruktionstechnik und erweiterte sie um die Dimension Zeit. Außerdem demonstrierte er machtvoll ein wichtiges Kriterium wissenschaftlicher Arbeit: (Scheinbare) Objektivität durch die »kinographierte« Demonstration. Filme und Präparate werden hier nicht nur ergänzend gebraucht, der Zeitrafferfilm beförderte und ermöglichte hier sogar wissenschaftliche Erkenntnis und daraus resultierendes Selbstbewusstsein. Es mag daher nicht verwundern, dass Braus das in die medizinische Wissenschaft eingeführte Kameraequipment mit dem Hinweis auf die Gebundenheit an das Projekt zu seinem Wechsel nach Würzburg mitnahm – und es nicht seinem Nachfolger überließ.

Obwohl Gegenbaur wissenschaftliches Arbeiten schon auf eine neue Ebene gehoben hatte, kann konstatiert werden, dass erst mit Braus ein bereits durch Henle gefordertes »Forschungs-Ideal« in Heidelberg in die Tat umgesetzt wurde. Henle reklamierte bereits im Jahr 1844 in seinem Aufsatz »Medicinische Wissenschaft und Empirie« die Zusammenführung empirischer und rationeller Methoden, die nicht nur beschreiben, sondern experimentierend Ursachenforschung betreiben und sich ergänzen sollten. Numerische Methoden sollten »gangbare Ausdrücke, wie ›häufig, in der Regel‹« ablösen und Resultate nachvollziehbar auflisten. Henle forderte in seinem Aufsatz nachdrücklich die Einführung wissenschaftlicher Gütekriterien, wie zum Beispiel Reliabilität und Objektivität. Theorie und Hypothese als Werkzeuge vereinend »wird man nicht umhin können, die Erscheinungen selbst genauer in's Auge zu fassen; ausgerüstet mit Vorurtheilen, die uns nur nicht ans Herz gewachsen sein müssen, werden wir mehr und Manches richtiger sehen« (Henle 1844, S. 34).

14.9   Aus Kindern werden Modelle

Erich Kallius, der den Lehrstuhl nach Braus' Weggang übernahm, arbeitete als Vergleichender Anatom und Embryologe. Neben Louis Bolk (1866–1930), Ernst Göppert (1866–1945) und Wilhelm Lubosch (1875-1938) agierte er auch als Mitherausgeber des »Handbuch der Vergleichenden Anatomie der Wirbeltiere« und erlangte so internationalen Ruhm. Die Editoren lösten mithilfe unzähliger Co-Autoren das bis dahin gültige, aber nicht mehr aktuelle Standardwerk von Gegenbaur ab (Grundmann 2008, S. 150).

Bevor Kallius nach Heidelberger kam, publizierte er bereits einige Arbeiten über die Entwicklung der Zunge. Hier betrachtete er histologische Organschnitte von Amphibien, Reptilien und Vögeln, aber auch Schweine, Maulwürfe und anderen Säugetiere interessierten ihn. Er verfügte darüber hinaus auch »...über eine der besten Sammlungen von in Schnittserien zerlegten menschlichen Entwicklungsstufen« (Möllendorff 1935). Neben der Entwicklung der Zunge wollte Kallius auch erforschen, nach welchen Gesetzmäßigkeiten sich die menschliche Schilddrüse in Relation zu den Blutgefäßen entwickelt. Kallius wählte nicht das Experiment, um dieser Frage auf den Grund zu gehen. Er ließ traditionell Modelle herstellen, welche die gewünschten mikroskopisch kleinen Strukturen aus dem Hals-Kopf-Bereich vergrößert rekonstruierten. Mithilfe dieser Modelle wollte er ähnlich wie Tiedemann eine Datensammlung anlegen, die dann im Anschluss ausgewertet seine Fragestellungen beantworten sollte. Diese

Modelle befinden sich bis auf einige wenige noch im Institut. Durch Kallius' Tod kam es zu keiner Veröffentlichung, auch wurde bis dato kein Manuskript gefunden.

Die so gelobten »menschlichen Entwicklungsstufen« waren winzig kleine Kinder in verschiedenen vorgeburtlichen Stadien, Embryonen oder Föten, die der Anatomie angeliefert wurden. Es handelte sich um Fehlgeburten oder Kinder, die zufällig im Rahmen einer Leichenöffnung gefunden wurden. Sie konnten durch die damaligen rechtlichen Vorgaben an die Anatomien abgegeben werden. Einige noch erhaltene Dokumente belegen einzigartig das Prozedere: Denen bereits in einer konservierenden Flüssigkeit liegenden Babys wurde ein Begleitschreiben beigelegt, auf welchem die Ärzte wenige Daten wie den Schwangerschaftsverlauf vermerkten. Als konservierende Lösung verwendeten die Ärzte zum Beispiel die Jores-I-Lösung, die aus einer Mischung von Formalin, Chloralhydrat, Wasser und Karlsbader Salz bestand (Steinmann WF 1982, S. 182). Im Institut erfolgte als erstes eine gründliche Dokumentation; Vierling fotografierte, vermaß und zeichnete das Kind, bevor es durch die Behandlung mit den Chemikalien zu sehr verändert wurde (□ Abb. 14.3). Er legte in diesem frühen Stadium schon fest, welche Schnittdicke oder Vergrößerung anzustreben sei. Danach wurde das Kind in Paraffin eingebettet und in hunderte, hauchdünne und unbedingt lückenlos aufeinander folgende Scheiben geschnitten. Um später eine akkurate Orientierung der Platten untereinander zu gewährleisten, wurden sogenannte Richtungslinien und -ebenen mithilfe von Farbpartikeln an die Ränder des Wachsblocks markiert. Sie konnten im späteren Arbeitsablauf wie ein Passkreuz übereinander gebracht werden. Zum Schneiden des Blocks verwendete der Präparator ein Mikrotom, ein spezielles und ausgesprochen scharfes Schneidegerät. Etwa hundert Scheiben montierte er zusammen auf einer Glasplatte, bevor Kallius und Vierling diese auswerten und entscheiden konnten, welche zur Rekonstruktion geeignet schienen.

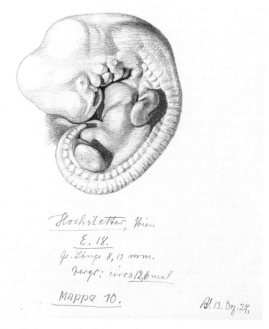

□ **Abb. 14.3** Zeichnung eines Embryos vor der Rekonstruktion durch August Vierling

Vierling arbeitete naturgemäß, er war ja Maler und Zeichner, mit einigen visuellen Hilfs-mitteln. So hielt er die Auswahl der Scheiben und die wichtigsten Strukturen mit Stift und Papier fest und verwendete diese Dokumentation als weitere Arbeitsbasis. Auch die Berech-nungsgrundlagen der zukünftigen Modellerstellung, namentlich die Anzahl der zu verwen-denden histologischen Scheiben, der gewählte Maßstab und die daraus resultierende Größe der zu gießenden Wachsplatten wurden detailliert festgehalten. Dann erfolgte die eigent-liche Modellerstellung durch Anwendung einer komplizierten und zeitaufwendigen Technik (▶ Abschn. 6.4.2, ◘ Abb. 6.6).

Der Anatom Gustav Born (1851-1900) war federführend in der Entwicklung dieses Verfah-rens, das es den Forschern auf der ganzen Welt endlich ermöglichte, Informationen, die auf histologischen Serienschnitten vorlagen, zusammenzuführen und gleichsam zu »materiali-sieren«. Borns sogenannte »Plattenmodelliermethode« baute auf der »projektiven Methode« von Wilhelms His (1831-1904) auf. Die Modelliermethode setzte sich schließlich durch, da sie weniger auf »künstlerischer Begabung und Fertigkeit« beruhte, sondern eine intensive wissen-schaftliche Auseinandersetzung mit den Scheiben forderte (Born 1883, S. 586). Roux nannte diese Methode eine »universelle, mechanische Rekonstruktionsmethode zur fehlerfreien Über-tragung des mikroskopisch Kleinen ins Makroskopische« und schätze die Technik, im Verbund mit dem Mikrotom als »unentbehrliche Hilfsmittel des weiteren deskriptiven und damit auch entwicklungsmechanischen Forschung« ein (Roux 1900, S. 259).

Als erstes mussten alle Umrisse der benötigten Organstrukturen von den zuvor ausge-wählten histologischen Schnitten abgezeichnet werden. Dazu montierte man einen speziellen Zeichenapparat auf ein Mikroskop, der die Zeichenarbeit durch den Einsatz eines Spiegel- und Prismasystems ermöglichte. Zur anschließenden Vergrößerung kam ein Storchenschnabel zum Einsatz. Diese Zeichnungen übertrug man auf Blaupapier, welches wiederum auf die zuvor gegossenen Platten gelegt die erwünschten Konturen transferierte. Nun konnten diese zu-sammen mit den Richtungsmarkierungen vorsichtig mit einem heißen Messer ausgestochen werden. Born empfahl, bevor sie endgültig miteinander verschmolzen werden sollten, mehrere zuerst locker aufeinander zu legen, um erneut die Lage zueinander überprüfen zu können. Dann verschmolzen durch die Berührung mit einem heißen Spatel vorsichtig die Ränder, die Unebenheiten wurden egalisiert (Doll 2008, S. 81–82). Ganz zum Schluss entfernte man die Markierungen und kolorierte die Modelle.

Mithilfe dieser langwierigen Methode wurden in Heidelberg über 30 Modelle geschaffen. Sie repräsentieren unterschiedliche Stadien der menschlichen Schilddrüsenentwicklung, die naturgemäß benötigt wurden, wenn man neue Erkenntnisse durch die Beobachtung von Struk-turen, die sich im Verlaufe der vorgeburtlichen Entwicklung veränderten, generieren und mit Kollegen diskutieren wollte. Selbstverständlich war es leichter, ein Modell zu präsentieren als hunderte histologische Schnitte und Mikroskope zu transportieren und umständlich durch ein Mikroskop miteinander anzuschauen.

Die benötigten Kinder waren zwischen 1,69 und 17,7 mm »groß«. Die vielen histolo-gischen Schnittserien in unterschiedlichen Entwicklungszuständen, die zu diesem Zweck be-arbeitet werden mussten, hatte Erich Kallius nicht zur Verfügung. So geben die Modelle auch einen Hinweis auf ein international agierendes Netzwerk. Alfred Fischel (1868–1938) und Ferdinand Hochstetter (1861–1954), beides Anatomen aus Wien, borgten ebenso wie Emil Gasser (1847–1919) aus Marburg oder Hermann Stieve (1886–1952) aus Halle ihre Scheiben an Kallius aus, der seinerseits wiederum histologische Serien an andere Kollegen verlieh.

Nach der Erstellung der Modelle zeichnete Vierling dieselben detailgetreu ab. Die Darstel-lungen konnten nun in zukünftigen Veröffentlichungen der Illustration von Forschungsergebnissen dienen. Die Objekte dienten aber auch dazu, unter Kollegen den Befund zu diskutieren oder seine abgeleiteten Schlüsse auf Tagungen zu präsentieren. Winzig kleine Strukturen, Anordnungen, die sich dem bloßen Auge entziehen, konnten derart materialisiert auf Reisen gehen.

Im Jahr 1934 fand vom 25. bis 27. April eine Anatomentagung in Würzburg statt. Erich Kallius und August Vierling reisten dort gemeinsam an, um ihre Modelle und damit verbundene Schlüsse »vorzuweisen« (»Kallius-Heidelberg, mit Oberzeichner Vierling«, Eggerling 1934). Kallius würdigte die Arbeit Vierlings hier ausdrücklich und lobte sein »…wunderbares technisches Geschick und hingebende Sorgfalt und Liebe bei der mühsamen Arbeit, die er mit ungewöhnlicher Sachkenntnis und mit größtem Wissenschaftlichem Interesse ausführt, [ohne sie] wäre ich noch nicht so weit gekommen und vor allen Dingen wären die Modelle auch noch längst nicht so schön und haltbar gearbeitet worden« (UBH, HeidHs 4151,1).

Nach Kallius' plötzlichem Tode im Jahr 1935 versuchte Vierling auf eigene Faust das Vermächtnis seines Vorgesetzten, der ihn immer sehr gefördert hatte, weiterzuführen und herauszufinden, welche Faktoren die Schilddrüse in ihrem vorgeburtlichen Wachstum beeinflussten. Der Universitätsoberzeichner scheiterte trotz seines enormen Fleißes und starken Willens – er blieb selbst nach seiner Berentung noch in Lohn und Brot, um diese Frage klären zu können. Sein damaliger Vorgesetzter Kurt Goerttler würdigte ihn als einen »allgemein bekannten Wissenschaftler«, der es als hart empfände, wenn er ohne ein Ergebnis aus dem Dienst ausscheiden müsse (UAH, PA 6162, 14.2.1937). Doch nach einer schweren Diabeteserkrankung starb Vierling im Jahr 1938 ebenfalls ohne eine Veröffentlichung hervorgebracht zu haben.

Im Jahr 1954 erstellte ein Doktorand des Lehrstuhlinhabers Hermann Hoepke (1889–1993) eine weitere Arbeit über die Modelle (Schmitt-Koeppler 1954). Er setzte sich im Rahmen seiner Doktorarbeit mit ihnen auseinander, doch er konnte ebenso wenig zur Klärung der Problematik beitragen.

Was ist nun also die Bilanz dieser komplexen Arbeit an und mit den Modellen? Ein unfertiges Manuskript, eine Doktorarbeit, unzählige Zeichnungen, Fotos, Briefe und Modelle, die aus unterschiedlichen Gründen in keine Publikation Eingang fanden. Vierling genoss keine fundierte wissenschaftliche Ausbildung und hätte sein doch recht ungeordnetes Manuskript kaum veröffentlichen können. Mitte der 1950er-Jahre stand Schmitt-Koeppler keine angemessene Technik zur Verfügung und seine Arbeit blieb eher deskriptiv. Tatsächlich konnte die Entwicklung der Schilddrüse erst im Jahr 2009, also fast 80 Jahre, nachdem Kallius zusammen mit Vierling in Würzburg seine ersten Forschungsergebnisse präsentiert hatte, mithilfe neuster Technik geklärt werden (Doll 2014, S. 24–25).

Die Ergebnisse weisen und wirken über das materielle Objekt hinaus: Die »Dechiffrierung« der einzigartigen Modelle durch eine neue Kontextualisierung, die nur durch umfangreiches Sichten und Auswerten von Dokumenten, die lose und fast zufällig zusammengetragen werden konnten, ermöglichte eine neue Sicht auf diese Unikate. Eine Sicht, die erkennbar Geschaffenes, hier aus dem Bereich der Medizin, im Sinne eines »material turn« auch in einem geisteswissenschaftlichen Zusammenhang betrachten muss. Die Dokumente enthüllen die Vorgänge in einem Wissenschaftsbetrieb und ermöglichen weiterführend sowohl die Formulierung ethischer als auch rechtlicher Fragestellungen. Auch der technische Fortschritt wird hier evident; einstmals äußerst zeitraubende Vorgänge wie das handschriftliche Vervielfältigen von Artikeln oder eine manuelle Segmentation mit Stift und Papier sind heute undenkbar – obwohl sie vielleicht eine wesentlich intensivere Auseinandersetzung mit »dem Material« und Identifizierung mit »seiner« Wissenschaft erforderten.

Eine weiterer Ebene wird ebenfalls sichtbar: Die Objekte dienen heute nicht nur als Dokumente einer intensiven Auseinandersetzung mit der vorgeburtlichen Entwicklung des Menschen, sondern zeigen auch eine enge Arbeitsbeziehung zwischen Kallius und Vierling auf. August Vierling war offensichtlich nicht nur »Erfüllungsgehilfe des Professors«, sondern arbeitete vielmehr äußerst selbstständig und besaß einen großen Anteil an der »Produktionshoheit Modell« (Doll 2013, S. 127). Ohne die akkurate und hingebungsvolle Ausführung des Malers, Zeichners, Präparators und Modelleurs Vierling hätte Kallius seine Ergebnisse nicht in dieser Gestalt dokumentieren können. Umgekehrt hätte sich Vierling ohne Kallius' Wohlwollen, der ihm große Freiheiten ließ und bereitwillig seine Kenntnisse teilte, niemals so entfalten können (Doll 2014, S. 24).

14.10 Schädel- und Flugzeugmodelle

Im Jahr 1952 kam Wolfgiesbert Reinbach (1911–1994) aus Göttingen nach Heidelberg. Er hatte sich bereits seit langem mit der Entwicklung verschiedener Anteile des vorgeburtlichen Schädels beschäftigt. Urteilte Hoepke noch uneingeschränkt positiv über Reinbachs Forschungsgebiet, da dieser die Lücke zwischen Paläontologie und Embryologie zu füllen versuchte, stieß nach Hoepkes Emeritierung der Wunsch von Reinbach nach Leitung eines eigenen Lehrstuhls durch seine Interessensgebiete in der Anatomie auf weniger Gegenliebe (UAH, PA 9515, 23.2.1953). Die Vergleichende Anatomie spielte sowohl in der Forschung als auch in der Lehre keine große Rolle mehr; sie erschien auch durch die Wahl der technischen Forschungsmittel nicht mehr zeitgemäß. Darüber hinaus beklagten Gutachter Reinbachs geringe Publikationszahlen und den wohl manchmal schwierigen Umgang mit ihm, der einer guten Personalführung hinderlich wäre (UAH, PA 9515, 11.5.64, 11.5.70).

In den späten 1970er-Jahren wurde die Organisation des Unterrichts durch ein ungünstiges Verhältnis von Studierenden zu Körperspendern erschwert. Reinbach, der als überaus guter Lehrer angesehen war, musste daher oft einspringen und unterrichtete um ein Vielfaches mehr als er offiziell hätte müssen. Vielleicht sogar, um ihm entgegenzukommen wurde er zum »Wissenschaftlichen Rat« befördert, bereits über 60-jährig wurde er im Jahr 1973 zum kommissarischen Leiter eines neu geschaffenen Lehrstuhls für »Vergleichenden und Topographischen Anatomie« benannt. In den letzten Jahren seines Schaffens ging Reinbach im Rahmen dieses Lehrstuhls seiner Forschung nach, ging allerdings bereits 1978 in den Ruhestand. Danach wurde der Lehrstuhl nie wieder besetzt.

In seinen Publikationen versuchte er die durch andere Forscher veröffentlichten Ergebnisse am vorgeburtlich wachsenden Schädel des Menschen, aber auch des Tieres zu vervollständigen oder zu korrigieren. Diese bedurften laut Reinbach aus mehreren Gründen einer Nachprüfung: Die Resultate wurden unzulänglich geschildert und es mangelte an Abbildungen, sodass der kritische Leser aufgestellte Thesen kaum überprüfen konnte. Den gravierendsten Mangel sah Reinbach jedoch in der Tatsache, dass die histologischen Scheiben nicht dünn genug geschnitten wurden, was dazu führte, dass wichtige Informationen verloren gingen.

Reinbach rekonstruierte, wie Vierling Jahre zuvor, sehr detaillierte Wachsplattenmodelle, um seine histologischen Schnitte auswerten zu können. Leider sind diese nur noch als Abbildungen vorhanden. Hier folgte er fast dem gleichen Prozedere zur Modellerstellung, welches wie bereits erwähnt durch Gustav Born etabliert und später durch Karl Peter (1870–1955) erneut verfeinert wurde (Peter 1906). Üblicherweise wurden die Embryonen durch Formalin konserviert und dann eingebettet. Reinbach verwendete nicht wie zuvor Kallius und Vierling Paraffin, sondern er bediente sich eines anderen Einbettungsmediums. Celloidin, eine sehr reine Schießbaumwollart, wurde in kleinen Tafeln verkauft und musste getrocknet, in kleine

Stückchen zerbröckelt in Alkohol und Äther gegeben werden. Die Masse wurde, ebenso wie die einzubettenden Objekte, völlig entwässert. Danach legte man die Strukturen in die dickflüssige Celloidinlösung, die nun langsam gebunden wurde (Hoepke 1929). Diese histologische Technik wurde ausführlich und mit einigen Varianten in einem Buch über die Physiologie der Haut von Hermann Hoepke beschrieben. (Hoepke 1929, S. 461–468). Nach der Härtung zertrennte Reinbach den jeweiligen Block mit einem Mikrotom in sehr feine Scheibchen, die etwa 25–30 µm dünn waren. Die Färbung erfolgte durch Azan, das zum Beispiel Zellkerne rot und Muskeln rot-orange, Bindegewebe jedoch blau bis rötlich darstellte. Jeder zweite Schnitt wurde berücksichtigt, das Modell vergrößerte 10- oder vielleicht 15-fach ausgewählte Ausschnitte des winzigen Embryos. Danach zeichnete Reinbach Anteile aus exemplarisch ausgewählten histologischen Schnitten und seinen erstellten Modellen aus allen wichtigen Perspektiven ab und fasste seine Erkenntnisse in einer Publikation zusammen.

Die bereits vorgefertigten Gewebeschnitte bekam Reinbach, ähnlich wie Kallius zuvor, zum Teil von Kollegen ausgeborgt: Einen Embryo mit 65 mm Scheitel-Steiß-Länge bezog er von Dietrich Starck (1908–2001) aus Frankfurt, zwei weitere mit 40 und 70 mm Scheitel-Steiß-Länge borgte er von Erich Blechschmidt (1904–1992) aus Göttingen. Dessen überlebensgroßen, beeindruckenden Embyromodelle befinden sich bis heute in der Anatomischen Sammlung Göttingens.

Reinbach gehörte in den 1970er-Jahre zu einer sicherlich immer kleiner werdenden Gemeinde, deren Denkmodelle sich in Wachsmodellen materialisierte, welche langsam aber stetig durch neue, molekularbiologische Techniken verdrängt wurden. Sein beharrliches Arbeiten mit traditionellen Werkzeugen verhinderte wohlmöglich seine wissenschaftliche Umorientierung von der Vergleichenden Anatomie hin zum Beispiel zur Zellbiologie. Oft werfen veränderte Techniken neue Fragen auf und diese wiederum bedingen es, weitere neue Techniken zu entwickeln (Curtis 2015, S. 81).

Folgt man der Definition von »Modell« des Duden (»Objekt, Gebilde, das die inneren Beziehungen und Funktionen von etwas abbildet bzw. [schematisch] veranschaulicht [und vereinfacht, idealisiert]«) erscheint es nicht gänzlich unlogisch, das Reinbach vom »System Modell« allgemein fasziniert schien. Statt sich ausschließlich mit anatomischen Modellen zu beschäftigen, wissenschaftliche Sammlungen zu bereichern, Hypothesen zu erstellen und Theorien abzufassen, ging Reinbach aber auch der Neigung nach, Kampfflugzeuge der Hitler-Luftwaffe zu sammeln. Besondere Faszination scheint dabei von der Jagdmaschine Messerschmitt Bf 109 ausgegangen zu sein. Dieses einsitziges Flugzeug, welches bis zum Ende des Zweiten Weltkriegs bei der Luftwaffe Verwendung fand, hing in mehrfacher Ausführung in Reinbachs Arbeitszimmer im Institut in der Brunnengasse von der Decke herab.

Am 19. Januar 1979 hielt Reinbach seine Abschiedsvorlesung über Hirnnerven von Wirbeltieren. Nach ihm erstellte kein Heidelberger Anatom mehr zu Forschungszwecke ausgewiesene Sammlungsobjekte wie zum Beispiel Präparate oder Modelle, die ähnlich wie im 19. und beginnenden 20. Jahrhundert im Anschluss nach den Arbeiten in einer Sammlung aufgestellt werden konnten, dort die wissenschaftliche Forschung des Hauses repräsentierten oder die Vorbereitung des Unterrichts ermöglichten.

Ein Blick in die Zukunft?

Sara Doll

S. Doll et al., *Wenn der Tod dem Leben dient – Der Mensch als Lehrmittel*,
DOI 10.1007/978-3-662-52674-3_15, © Springer-Verlag GmbH Deutschland 2017

15.1   Das Spendewesen

Schaut man auf die Zahlen im sogenannten Leicheneingangsbuch, so kann tatsächlich eine langsame, aber stetige Zunahme der Einlieferungen ab dem Jahr 1970 belegt werden. Zwischen der Nachkriegszeit und der Einführung des neuen Bestattungsgesetzes, also zwischen 1947 und 1970, wurden durchschnittlich 23 Verstorbene pro Jahr gebracht. Zieht man jedoch diejenigen ab, die bereits in der Pathologie vorseziert wurden und somit nicht für alle Abschnitte im Präparationskurs verwendet werden konnten, bleiben nur noch 20 Personen übrig, an denen die Studierenden jährlich lernen konnten. Im Jahr 1960 waren es nach Abzug sogar nur 7, aber 1968 dafür schon 43. Ab 1971, also nach der Einführung des neuen Bestattungsgesetzes, pendelte sich die Zahl bis 2015 auf durchschnittlich 66 Einlieferungen ein, die alle unversehrt aus den zum Beispiel umliegenden Krankenhäusern oder Heimen angeliefert wurden. Mit 106 Spendern gab es im Jahr 1993 einen einzelnen Ausbrecher nach oben, bis dahin kann eine mehr oder minder konstante jährliche Steigerung beobachtet werden. Ab 2011 pendelte sich die Einlieferung auf ungefähr 53 ein.

Diese Entwicklung muss natürlich nicht zwangsläufig mit den Erhebungen anderer Universitäten korrelieren, da jede Universität mehr oder minder andere »Zugangsbedingungen« hat. Im Jahr 2004 wurde das Sterbegeld abgeschafft und somit auf einmal neue Fakten für die Institute geschaffen. Dieses Geld wurde bis zu diesem Zeitpunkt von den Krankenkassen an die Hinterbliebenen oder an die betroffenen Anatomischen Institute weitergereicht, um die Bestattungskosten zu begleichen. Nach diesem Wegfall mussten sich die Universitäten notgedrungen entscheiden, wie sie zukünftig die Kosten des Körperspendewesens decken wollten. Einige entschieden sich dafür, die potenziellen Körperspender um eine frei gewählte Summe zu bitten. Andere Fakultäten legten eine Summe fest, die Spendewillige zu entrichten haben, wenn sie ins Programm aufgenommen werden wollen. Eine weitere Gruppe wiederum trägt die Summe bis heute in Gänze selbst. Heidelberg gehört zu den letztgenannten.

Nach der Abschaffung des Sterbegeldes ermittelten Friedrich Paulsen (damals Anatomie Halle) und Thomas Tschernig (damals Anatomie Hannover) im Namen der Anatomischen Gesellschaft unter den 33 Anatomischen Instituten Deutschlands ein Stimmungsbild, um für die stattfindende Arbeitstagung der Anatomen in Würzburg eine Diskussionsgrundlage zu schaffen. Es ergab sich ein uneinheitliches Bild, vor allen Dingen über die schon getroffenen und geplanten Maßnahmen. Insgesamt 24 Institute hatten bereits kostendämpfende Maßnahmen getroffen (z. B. Reduktion des Einzugsgebietes, Annahme nur noch »ausgewählter« Spender oder Feuer- statt Erdbestattungen), 15 Institute planten die Kosten anteilig auf die Hinterbliebenen oder Spender selbst umzulegen[1].

Welche Motivation könnten Menschen nun also haben, die sich der Wissenschaft und Forschung vermachen wollen – und im Zweifelsfall sogar dafür zahlen müssen? Im Jahr 2011 schrieb die Anatomie in Heidelberg alle Personen an, die sich in diesem Jahr zur Körperspende bereiterklärten. Abgefragt wurden, natürlich anonym, u. a. solche Daten wie das Alter, das Geschlecht, die Zahl der Kinder, Religionszugehörigkeit und -ausübung, aber auch die Motive der Körperspende und die Relevanz der Trauerfeier. Die am meisten genannte Motivation war tatsächlich Altruismus, darauf folgte direkt eine erhoffte Entlastung der eigenen Angehörigen. Nur fünf von 114 Personen gaben finanzielle Gründe an! Die Relevanz der Trauerfeier wurde

---

1 Bis dato wurde keine Vergleichsstudie, die alle Institute repräsentierte, veröffentlicht. Die Entwicklung bis heute kann daher nicht nachgezeichnet werden. Eine zusammengefasste Information lag der Autorin bis dato nicht vor.

unterschiedlich bewertet, vielen war diese wenig bis gar nicht wichtig, was auch mit der Einstellung zur Religion korrelierte; 42 Personen waren bereits aus der Kirche ausgetreten. Das vorliegende Ergebnis stimmt im Übrigen in einigen Punkten mit einer Umfrage aus der Anatomie Homburg überein. Als ausschlaggebendes Motiv, sich der Anatomie zu spenden, wurde auch hier »Hilfe für Mitmenschen« genannt (Becker u. Papathanassiou 1999). Abschließend betrachtet kann man wohl kaum an der häufig propagierten Meinung festhalten, dass es ausschließlich pekuniäre Gründe gäbe, sich zu spenden, weil eine Bestattung noch immer wesentlich teurer sei als die eventuell geforderte Summe der Anatomien. Die Gründe sind gewiss vielschichtiger; die Umfragen aus Heidelberg und Homburg sprechen eine andere Sprache.

Wie wird sich die Bereitschaft zur Spende vielleicht entwickeln? Wenn die Zweifler Recht haben, müssten demnach die zukünftigen Anfragen mutmaßlich proportional zu den steigenden Lebenshaltungskosten oder Friedhofkosten in die Höhe schnellen. Dies könnte jedoch nur dokumentiert und ausgewertet werden, wenn jede Anfrage mit viel Aufwand dokumentiert würde.

15.2 Die Lehrmittel

Die letzten neu inventarisierten Objekte stammen aus der hiesigen Hautklinik. Es sind knapp über 30 Moulagen, die dort im Zuge eines Umzugs abgegeben wurden. Wie sich Geschichte doch wiederholen kann. Im neuen Gebäude der Hautklinik erinnern nur noch einige wenige dieser Wachsabdrücke an die einstmals reichhaltige Sammlung an Objekten. Moulagen präsentieren eindrucksvoll Krankheitsbilder, wie sie zum Beispiel durch die Lepra oder andere ausgestorben geglaubte Ansteckungskrankheiten ausgelöst werden können. Bücher und Fotos allein können Pathologien niemals so plastisch präsentieren wie diese historischen »Kunstwerke« die direkt und unmittelbar von ausgewählten Hautarealen eines Patienten abgenommen wurden. Unter den abgegebenen Modellen befinden sich bekannte Hersteller wie Fritz Kolbow (1873–1946) aus Berlin, Stéphan Littre (1928– etwa 1944) (□ Abb. 15.1) aus Paris, aber auch Modelle aus den Werkstätten des Deutschen Hygiene-Museums Dresden stehen nun in unterschiedlich restaurierten Zuständen im Fundus der Anatomie.

Seit Jahrhunderten sind in den Anatomischen Instituten jedoch die Körper Verstorbener die wichtigsten Lehrmittel. Heutzutage erstellen sich die Studierenden durch den Vorgang der Präparation in jedem Wintersemester »ihre Lehrpräparate« aufs Neue selbst. Darüber hinaus sind keine einzelnen Organpräparate mehr erforderlich, zumindest in Heidelberg sind diese nicht mehr zum Beispiel zu Prüfungszwecke gefragt. Wollen Studierende anatomische Strukturen lernen, so gehen sie direkt in den Präparationssaal und studieren diese am menschlichen Leichnam. Nur wirklich außergewöhnliche Präparate wie etwa ein Situs inversus, ein Körper an dem sich alle Brust- und Bauchorgane »auf der falschen Seite« befinden, wurde in jüngerer Vergangenheit als Feuchtpräparat aufbewahrt. Dies wurde nur möglich, weil die betroffene Person zu Lebzeiten die sogenannte »Erweiterung« des Vermächtnisses unterschrieb. Damit erklären sich die Körperspender explizit einverstanden, dass zum Beispiel einzelne Organe von ihnen als Präparat im Institut verbleiben können.

Die virtuelle Anatomie kann und soll die traditionelle Lehre auf gar keinen Fall ersetzen. Sie möchte nur ergänzen, unterstützen und eine weitere Motivation durch die frühe Verbindung zur Klinik darstellen. Herkömmliche Lehrmittel wie Abbildungen oder gar Dias erscheinen in den Zeiten der völligen Zugänglichkeit durch das Internet obsolet. Aus Plastik gefertigte Modelle sind robust und langlebig und nach wie vor gefragt. Es ist jedoch durchaus vorstellbar, dass die

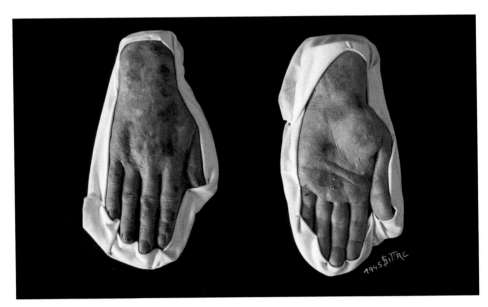

🔲 **Abb. 15.1** Von Stéphan Littre angefertige Moulagen

im Hause generierten DICOM-Daten zur Modellerstellung verwendet und somit Unikate erstellt werden können – Einzelstücke, die mittels 3D-Drucker in nicht geahnter Geschwindigkeit interessante Strukturen aus dem Präparationskurs als Modell umsetzen. Ebenso denkbar ist die Umrüstung der bisher angebotenen Computer und Programme auf 3D-Betrachtungsmöglichkeiten, sodass der Zuschauer, vielleicht mit einer speziellen Brille ausgestattet, die Strukturen vor sich schwebend bearbeiten kann. Diese Möglichkeiten gibt es tatsächlich schon, doch die Programme sind inhaltlich bis dato eher auf schulischem als auf hochschulischem Niveau. Doch es wird sicher nur eine Frage der Zeit sein, bis die Entwicklung der Lehrmittel eine weitere kleine »Revolution« erleben wird.

Über die sichtbare Objektebene hinaus wurde im Wintersemester 2015/2016 erstmals das Objektseminar »Die Sprache der Dinge« angeboten. Im Schulterschluss mit dem Institut für Geschichte und Ethik der Medizin konnten sich Studierende der Medizin mit ausgewählten Gegenständen aus der Anatomischen Ausstellung beschäftigen. Zusammen mit der Universitätsbibliothek, dem Universitätsarchiv und dem Universitätsmuseum lernten sie in diesem interdisziplinären Rahmen die Relevanz von Provenienzforschung kennen und erarbeiteten sich medizinhistorische und anatomische Zusammenhänge zu den bereitgestellten Objekten. In diesem vorklinischen Wahlfach wurden die Objektebenen, die beabsichtigte Deutung und die Interpretation von »damals und heute« herausgearbeitet. Ein Poster und dessen Präsentation legten Zeugnis über die intensive Beschäftigung mit den jeweiligen Gegenständen und deren »Sprache« ab.

Literatur

S. Doll et al., *Wenn der Tod dem Leben dient – Der Mensch als Lehrmittel*,
DOI 10.1007/978-3-662-52674-3_16, © Springer-Verlag GmbH Deutschland 2017

16.1   Gedruckte Quellen

Ackermann FJ (1788) Über die körperliche Verschiedenheit des Mannes vom Weibe, außer den Geschlechtsteilen. Huber, Koblenz

Ackermann FJ (1806) Die Gall‹sche Hirn- Schedel- und Organlehre: vom Gesichtspunkt der Erfahrung aus beurtheilt und widerlegt. Mohr und Zimmer, Heidelberg

Arnold F (1828) Über den Ohrknoten. Eine anatomisch-physiologische Abhandlung. Winter, Heidelberg

Arnold F (1858) Die physiologische Anstalt der Universität Heidelberg von 1852 bis 1858. Academische Verlags-Buchhandlung J.C.B. Mohr, Heidelberg

Bayerlein P (2003) Schinderhannes-Chronik. Von Miehlen bis Mainz. Ernst Probst, Mainz-Kostheim, S 159-160

Becker K, Papathanassiou, V (1999) Menschen wollen helfen: der Medizin, der Wissenschaft, anderen Menschen. Eine Erhebung unter den Körperspendern für die Anatomische Ausbildung an der Universität des Saarlandes. Poster

Becker, Sophinette/Peta Becker von Rose/Bernd Laufs (1985) Einblicke in die Medizin während des Nationalsozialismus – Beispiele aus der Heidelberger Universität. In: Buselmaier K, Harth D, Jansen C (Hrsg) Auch eine Geschichte der Universität Heidelberg. Edition Quadrat, Mannheim, S 315-335

Berninger H (1952) Eine verbesserte Methode der Einbettung anatomischer Präparate mit Celodal. Z Wiss Mikrosk. 61:44-47

Benecke B (1868) Die Photographie als Hilfsmittel mikroskopischer Forschung. Friedrich Viehweg und Sohn, Braunschweig

Bischoff TLW (1841) Ein Fall von Trichinia spiralis. Beobachtet und beschrieben von Dr. Theod. Ludw. Wilh. Bischoff, Prof. in Heidelberg. Allgemeines Repertorium der gesamten deutschen medizinisch-chirurgischen Journalistik, mit Berücksichtigung des Neuesten und Wissenswürdigsten aus der ausländischen medizinisch-chirurgischen Journal-Literatur. Neumeister HW (Hrsg). Christian Ernst Kollmann, Leipzig, S 126

Blunschtli H (1922) Max Fürbringer (1846-1920). Anat Anz 55:244-255

Born G (1883) Die Plattenmodellirmethode. Archiv für mikroskopische Anatomie 22:584-599

Borgstedt A (2002) Das nordbadische Kislau: Konzentrationslager, Arbeitshaus und Durchgangslager für Fremdenlegionäre. In: Benz W, Distel B (Hrsg) Herrschaft und Gewalt, Frühe Konzentrationslager 1933-1939. Metropol Verlag Berlin, S 217-229

Braus H (1905) Experimentelle Beiträge zur Frage nach der Entwicklung peripherer Nerven. Anat Anz Bd XXVI: 433-479

Braus H (1908) Pfropfung bei Tieren. Vorgetragen in der Festsitzung zur Feier des fünfzigjährig. Bestehens des Naturhistorisch-Medizinischen Vereins zu Heidelberg am 19. Januar 1907. Winter, Heidelberg, S 525-539

Braus H (1911) Mikro-Kino-Projektionen von in vitro gezüchteten Organanlagen. Medizinische Wochenschrift 44:2809-2812

Braus H (1920) Max Fürbringer. Dtsch Med Wochenschr 17:470

Braus H (1921) Anatomie des Menschen. Erster Band Bewegungsapparat. Springer, Berlin

Bruch C (1847) Die Diagnose der bösartigen Geschwulste. Victor v. Zabern, Mainz

Chase R (1992) The wonderful legacy of David L. Bassett. Clin Anat 5:151-156

Curtis S (2015) The shape of spectatorship. Art, science and early cinema in Germany. Columbia University Press, New York

Darwin C (1859) On the origin of species by means of natural selection, or the preservation of favoured races in the struggle for life. John Murray, London

Didaskalia. Blätter für Geist, Gemüth und Publizität. No. 26, 26. Januar 1844. M. Heller & Rohm, Frankfurt

Doll S (2008) Die Entwicklung der Wachsplattenmodelle. Der Präparator 90-98.

Doll S (2013) Lehrmittel für den Blick unter die Haut. Präparate, Modelle, Abbildungen und die Geschichte der Heidelberger Anatomischen Sammlung seit 1805. Dissertation, Heidelberg

Doll S (2014) Die Entwicklung der Schilddrüse. Wachsmodelle der Anatomischen Sammlung Heidelberg als Dokument vergangener Forschung. In: Ludwig D, Weber C, Zauzig O (Hrsg). Das materielle Modell. Fink, Paderborn, S 21-31

Doll S (2015) Muskeln, Blut und Entwicklung. Der filmische Lehrapparat der Heidelberger Anatomie. In: Osten, Philipp et al. (Hrsg) Das Vorprogramm. Lehrfilm, Gebrauchsfilm, Propagandafilm, unveröffentlicher Film in Kinos und Archiven am Oberrhein, 1900-1970. A 25 Rhinfilm, Heidelberg, S 287-288

Drüll D (1986) Heidelberger Gelehrten Lexikon 1803-1932. Springer Verlag Berlin Heidelberg

Eckart WU (2006) Die Universität Heidelberg im Nationalsozialismus. In: Eckart WU, Selin V, Wolgast E (Hrsg) Die Universität Heidelberg im Nationalsozialismus. Springer Verlag, Berlin Heidelberg

Eckart WU (2011) Die Medizinische Fakultät im Nationalsozialismus. In: Meusburger P, Schuch T (Hrsg) Wissen-schaftsatlas der Universität Heidelberg. Verlag Bibliotheca Palatina, Knittlingen, S 132-133.

Eckart WU (2012) Medizin in der NS-Diktatur: Ideologie, Praxis, Folgen. Böhlau, Köln

Eckart WU (2013) Geschichte, Theorie und Ethik der Medizin. Springer, Heidelberg

Eckart WU (2013) Besser als «von den Würmern zerfressen"? In: Effinger M, Kirsch J (Hrsg) Hier freut sich der Tod, dem Leben zu helfen. Anatomie in Heidelberg gestern und heute. Winter, Heidelberg S 27-33

Eggeling HV (1926/27) Hermann Braus. Mit einem Bildnis. Anat Anz Centralblatt für die gesamte wissenschaftliche Anatomie:285-86

Eggerling HV (1934) Anatomische Gesellschaft. Tageseinteilungen für die 42. Versammlung der Anatomischen Gesellschaft in Würzburg vom 24. bis 27. April 1934. Vorweisungen. Anat Anz 78:61-64

Ergebnisse der Exakten Naturwissenschaften (1927). Bd 6, Springer, Berlin, S 331

Faulstich H (1993) Von der Irrenfürsorge zur »Euthanasie« – Geschichte der badischen Psychiatrie bis 1945, Lambertus, Freiburg

Feicht U (2008) Wilhelm Roux (1850-1924) – Seine Hallesche Zeit. Diss, Halle

Fiand A (2002) Die Geschichte Düppels von 1950 bis 1990, seine Entwicklung zum Standort der Veterinärmedizin. Dissertation, Berlin

Fischer JL (1791) Anweisung zur praktischen Zergliederungskunst. Weygand, Leipzig

Fohmann V (1821) Anatomische Untersuchung über die Verbindung der Saugadern mit den Venen. Groos, Heidelberg

Fürbringer M (1902) Morphologische Streitfragen. Engelmann, Leipzig

Fürbringer M (1903) Erwiderung von Fürbringer. Anat Anz Ergänzungsheft zum XXIII Bd:190-197

Fürbringer M (1903) Carl Gegenbaur. In: Heidelberger Professoren aus dem 19. Jahrhundert. Festschrift der Uni-versität zur Zentenarfeier ihrer Erneuerung durch Karl Friedrich, Bd 2. Carl Winter, Heidelberg, S 423 und 417

Fürbringer M (1903) Friedrich Arnold. In: Heidelberger Professoren aus dem 19. Jahrhundert. Festschrift der Universität zur Zentenarfeier ihrer Erneuerung durch Karl Friedrich. Bd 2. Carl Winter, Heidelberg, S 88

Gegenbaur C (1870) Grundzüge der vergleichenden Anatomie. Engelmann, Leipzig

Gegenbaur C (1892) Lehrbuch der Anatomie des Menschen. 5. Aufl., Engelmann, Leipzig, S. IX

Gegenbaur C (1901) Erlebtes und Erstrebtes. Engelmann, Leipzig

Gegenbaur C (1903) Lehrbuch der Anatomie des Menschen. 7. Aufl., Engelmann, Leipzig

Goss CM (1962) Stereoskopic Atlas of human anatomy. Anat Rec 142: 101-103

Grundmann S (2008) Der Anatom Erich Kallius (1867-1935) »…ein Lehrer von ungewöhnlichem Erfolg.« Leben, Werk und Hochschulkarriere vom Kaiserreich bis zum Dritten Reich. Dissertation, Greifswald

Häser H (1838) Ueber die Krankheit des verstorbenen Prof. Dr. Fohmann zu Lüttich, u. die Ergebnisse der Leichen-untersuchung. In: Schmidt CC (Hrsg). Jahrbücher der In- und Ausländischen Gesamten Medizin. Wigand, Leipzig, S. 380-382

Hammer EE (1926) Anahyga. Deutsche Anatomische Hygienische Ausstellung. Der Mensch. Anahyga Gesellschaft, München

Hautz JF (1980) Geschichte der Universität Heidelberg. Georg Olms, Hildesheim

Henle J (1844) Medicinische Wissenschaft und Empirie. Zeitschrift für rationelle Medizin 1:1-35

Henle J (1862) Zur Anatomie der Niere. Abhandlungen der Königl. Gesellschaft der Wissenschaften, Göttingen

Heidelberger Jahrbuch der Litteratur, Intelligenzblatt IV, (1820) 13:35

Herrlinger R (1953) Wandlungen im anatomischen Unterricht seit Hermann Braus. Sudhoffs Archiv für Geschichte der Medizin und der Naturwissenschaften 37:266-277

Hintzsche E (1962) Hans Bluntschli 1877-1962. Verhandlungen der Schweizerischen Naturforschenden Gesellschaft 142:194- 202

Hoepke H (1929) Histologische Technik der Haut. In: Frey MVet al. (Hrsg) Physiologie der Haut. Chemie Histologische Technik P.G. Unna's Färbemethoden. Springer, Heidelberg, S 461-468

Hoepke H (1938) August Vierling. Anat Anz 87:161-192

Hoepke H (1939) Celodal, ein neues Einbettungsmittel, Richtlinien für seine Anwendung. Z Wiss Mikrosk, 56:453-458

Hoepke H (1949) Die Geschichte der Anatomie in Heidelberg. In: Reden bei der Jahrhundert-Feier des Anatomischen Instituts in Heidelberg am 24. und 25. Juni 1949. Berlin, Göttingen, Heidelberg, S 114-127

Hoepke H (1961) Der Streit der Professoren Tiedemann und Henle um den Neubau des anatomischen Institutes in Heidelberg (1844-1849). In: Gesellschaft der Freunde Universität Heidelberg e.V. (Hrsg) Heidelberger Jahr-bücher. Springer, Heidelberg

Hoepke H (1974) Max Kantner. 1920-1973. Acta Anat 90:321-329

Hoepke H (1978) Aus der Geschichte der Heidelberger Anatomie. Ruperto Carola 61:23-31

Hoepke H (1982) Zur Geschichte der Anatomie in Heidelberg. Ruperto Carola 67/68:115-122

IWF (1978) Präparation der Fasersysteme des Gehirns. C 1280. In: Publikationen zu wissenschaftlichen Filmen. Sektion Medizin, Serie 4, Nummer 22, IWF Göttingen

Kallius E (1892) Ein einfaches Verfahren, um Golgische Präparate für die Dauer zu Fixieren. Anatomische Hefte, Bd 2:269-276

Kallius E (1924) Anatomie und bildende Kunst. Rede zur Jahresfeier der Universität Heidelberg am 22.11.1923. Bergmann, München

Kleinschmidt EK, Sabel JP (1844) Aus den letzten drei Tagen der Verbrecherin Christina Beckenbach aus Wilhelmsfeld, 3. Aufl. Winter, Heidelberg

Klee E (1997) Auschwitz, die NS-Medizin und ihre Opfer. S. Fischer, Frankfurt am Main.

Knebel R (1973) Zur Gefäßdarstellung korrodierter Totalpräparate mit Kunststoff. Der Präparator 3/4:107-110

Kübler G (2004) «Mein lieber böser Schatz!" Der Anatom und das Nähmädchen. Eine Geschichte in Briefen. Unionsverlag, Zürich

Koordinierungsstelle für wissenschaftliche Universitätssammlungen in Deutschland (2013) Qualitätskriterien für wissenschaftliche Universitätssammlungen. Berlin

Kußmaul A (1899) Jugenderinnerungen eines alten Arztes. Bonz, Stuttgart

Kuzima VV, Gavrovskaya LK, Ryzhova OV (2008) Taurine. Effect on exotrophia and metabolism in mammals and fish. J Evol Biochem Physiol 46:17-23

Lachman E (1977) Anatomist of infamy: August Hirt. Bull Hist Med 51:594-602

Leonhard CC (1834) Fremdenbuch für Heidelberg und die Umgebung. Groos, Heidelberg

Matthias E (1968) Über den Widerstand in Mannheim in den Jahren 1933-1945. Mannheimer Hefte , S 3-8

Merkel F (1909): Jakob Henle. Gedächtnisrede. Gehalten im Anatomischen Institut zu Göttingen am 19. Juli 1909 dem hundertsten Geburtstag des Gelehrten. Friedrich Viehweg & Sohn, Braunschweig

Mitscherlich A, Mielke F (1978) Medizin ohne Menschlichkeit – Dokumente des Nürnberger Ärzteprozesses. Fischer Bücherei, Frankfurt am Main

Möllendorff WV (1935). J Mol med.14:479

Mussgnug D (1988) Die vertriebenen Heidelberger Dozenten, Zur Geschichte der Ruprecht-Karls-Universität nach 1933. Winter, Heidelberg

Nuhn A (1846) Chirurgisch-anatomische Tafeln: Abbildungen der chirurgischen Anatomie des Kopfes und des Halses enthaltend. Bassermann, Mannheim

Nyhart LK (2003) The importance of the «Gegenbaur School" for German morphology. Theory Biosci 122:162-173

Oehme Y (2016) Konservierungsmethoden in der Tiermedizin – Eine Literaturstudie. Dissertation, München

Oppenheimer M (1970) Der Fall Vorbote – Zeugnisse des Mannheimer Widerstandes. Roederberg, Frankfurt am Main

Die Universität Heidelberg, ein Wegweiser durch ihre wissenschaftlichen Anstalten, Institute und Kliniken (1936) Pressestelle der Universität (Hrsg). Heidelberger Verlagsanstalten, Heidelberg, S 67

Peter K (1906) Die Methoden der Rekonstruktion. Fischer, Jena

Piechocki E (1986) Makroskopische Präparationstechnik, Teil I Wirbeltiere. Gustav Fischer, Stuttgart, S. 293-294

Puschmann T (1889) Medizinischer Unterricht. Veit, Leipzig

Roux W (1900) Nekrolog. Professor Dr. Gustav Born. Archiv für Entwicklungsmechanik der Organismen 10:256-262

Roux W (1922) Das Bildarchiv. Archiv für Entwicklungsmechanik der Organismen. Springer, Heidelberg

Scheffel A (1936) Laßt die Toten die Lebenden lehren. Reader's Digest 7:94-104

Scheuermann H, Tauböck K (1938) Ein neues Verfahren zur Herstellung biologischer Demonstrations-Präparate. Angew Bot 4:1-8

Schiffer P (2013) Prinz Max Karl zu Hohenlohe-Langenburg (1901–1943). Ein Leben zwischen Kunst, Literatur und Politik. In: Hannig A, Winkelhofer-Thyri M (Hrsg.) Die Familie Hohenlohe. Eine europäische Dynastie im 19. und 20. Jahrhundert. Böhlau, Köln, S 309–329

Schlüter O (1962) Organinjektionen mit Acrylharz zur Korrosionspräparation. Der Präparator 8/9:83-90

Schmidt-Koeppler A (1954) Die erste Entwicklung der menschlichen Schilddrüse nach Modellen von August Vierling. Dissertation, Heidelberg

Schummer A (1935) Ein neues Mittel (Plastoid) und Verfahren zur Herstellung korrosions-anatomischer Präparate. Anat Anz 81:177

Siebke J (1998) Sicherung guter wissenschaftlicher Praxis. Universität Heidelberg

Sommer F (2006) Anatomie. In: Die Universität Heidelberg im Nationalsozialismus. In: Eckart WU, Selin V, Wolgast E (Hrsg) Die Universität Heidelberg im Nationalsozialismus. Springer Verlag, Berlin, Heidelberg, S 651- 670

16

Steinmann W (1992): Makroskopische Präparationstechnik in der Medizin. Thieme, Stuttgart

Stübler E (1926) Geschichte der medizinischen Fakultät der Universität Heidelberg. 1386-1925. Winter, Heidelberg

Sugihara H, Nagasawa S, Okabe H (1936) Experimentelle und klinische Untersuchungen über Taurin. Klinische Wochenschrift 15:751-756

Sydow WF (2012) Es wird Dir allerlei begegnen…Goethe unter Medizinern und andren netten Leut'. Books on Demand, Norderstedt

Talbot R (1888) Die Benutzung der Photographie zu wissenschaftlichen und technischen Zwecken. Speziell für Künstler, Gelehrte, Architekten, Ingenieure, Forschungsreisende, Touristen, 2. Aufl. Talbot, Berlin

Thorbecke A (1891) Statuten und Reformationen der Universität Heidelberg vom 16. bis 18. Jahrhundert. Duncker & Humblot, Leipzig

Tyson E (1699) Orang-outang, sive homo sylvestris: or the anatomy of a pygmie compared with that of a monkey, an ape and a man. London

Tiedemann F (1813) Anatomie der kopflosen Missgeburten. Thomann, Landshut

Tiedemann F, Gmelin L (1827) Einige neue Bestandtheile der Galle des Ochsen. Ann. Phys 85:236-327

Tuchmann AM (1993) Science, medicine and the state in Germany. The case of Baden 1815-1871. Oxford University Press, Oxford

Wagner G (1957) Carl Gegenbaur (1826-1903) – Anatom, Zoologe, Begründer einer Schule der Vergleichenden Anatomie. GMS Z Med Ausbild 14:65-81

Waldeyer WV (1906) Die Geschlechtszellen. In: Hertwig O (Hrsg) Handbuch der vergleichenden und experimentellen Entwicklungslehre der Wirbeltiere. Fischer, Jena

Walter J (2004) Max Karl Prinz zu Hohenlohe-Langenburg, die deutsch-jüdische Emigration in Paris und das Dritte Reich. In:Historischer Verein für Württembergisch Franken (Hrsg) Württembergisch Franken, Bd 88. Historischer Verein f. württ. Franken, Schwäbisch Hall, S 207-230

Wiechers L (1969) «Colodon", eine neuartige Einbettungsmasse zur Herstellung makroskopischer Präparate. Der Präparator, Jahrgang 15, Januar 1969, Bd 1/2: 25-36

Wissenschaftsrat Berlin (2011) Empfehlungen zu wissenschaftlichen Sammlungen als Forschungsinfrastrukturen. Berlin

Witte W (2010) Vom Diener zum Meister – Der Beruf des Anatomischen Präparators in Berlin von 1852-1959. In: Kunst B, Schnalke T, Bogusch G (Hrsg) Der zweite Blick. Besondere Objekte aus den historischen Sammlungen der Charité. De Gruyter, Berlin, S 192

Wolgast E (1985) Die Kurpfälzische Universität 1386-1803). In: Doerr, W (Hrsg) Semper Apertus. Sechshundert Jahre Ruprecht-Karls-Universität Heidelberg 1386-1986. Springer, Heidelberg, S 3

16.2 Archivalische Quellen

IAZH Institut für Anatomie und Zellbiologie Heidelberg
GLA Generallandesarchiv Karlsruhe
UAH Universitätsarchiv Heidelberg
UBH Universitätsbibliothek Heidelberg
UBA Ffm Universitätsbibliothek Frankfurt

- IAZH

Anhang zum Brief Anatomien an Kultusministerium, 17.8.1955
Goerttler an Kultusministerium, 31.3.1954

- GLA

235, 564, Kobelt an Tiedemann, 21.3.1839
235, 3149, Dienstinstruction, etwa 1825
235, 3149, Braus an Ministerium, 26.8.1916

- UAH

B-2155/2:
- Rektor der Universität an die Institute, 8.4.1936
- Reichs-und Preußische Minister für Wissenschaft, Erziehung und Volksbildung, 12.8.1935
- Prof. Adler an Universität, 14.3.1936

B-6414/2: Kallius an Ministerium, 16.10.1930

B-II-69a:
- Kultusministerium Baden-Württemberg an die Universitäten Heidelberg, Freiburg, Tübingen: 23.1.1968
- Rhein-Neckar-Zeitung, 18.7.1962

F-II-6418: Universitätskasse, 1904-1967: 10.10.1967

H-III-621/1:
- Staatsrat Hauptmann an Bayrisches Staatsministerium für Unterricht und Kultus, 11.2.1923
- Stellungnahme Kallius, undatiert
- Kallius an Prodekan, 11.6.1923

K-IV/1-32/1: Abmahnung Tiedemann an Kobelt und Bischoff, 5.8.1840

K-IV/1-58/1: Verzeichniss der Präparate, Datum unbekannt

K-IV/1-58/3:
- Waldeyer an Fürbringer, 5.1.1904
- Kutner an Fürbringer, 31.1.1905

K-IV/1-58/8:
- Gegenbaur an Ministerium, 30.7.1900
- Rudel an Fürbringer, 23.7.1909
- Rudel an Fürbringer, 1.2.1910

K-IV/1-58/11: Katalog wahrscheinlich aus 1835-1840

K-IV/1-58/15: Katalog, Datum unbekannt

K-IV/1-58/22: Katalog 1879-1883

K-IV/1-58/23: Katalog 1884-1889

K-IV/1-58/24: Katalog 1874-1878

K-IV/1-71/2: Fürbringer an Ministerium, 24.2.1907

K-IV/1-71/6: Ministerium an Bauamt, 25.7.1912

PA 5:
Fürbringer an Senat, 28.5.1901
Heidelberger Zeitung, Ein heiteres Begräbnis, 5.6.1901

PA 5761:
— Rektor an Schorn, 10.4.1945
— Schorn an Sekretariat, 11.9.1945

PA 6162:
— Goerttler an Kultusministerium, 12.4.1937

PA 9515:
— Hoepke Referat, 23.2.1953
— Ortmann, Gutachten, 11.5.1964
— Doerr, Gutachten, 11.5.1970

RA 5745: Gegenbaur an Senat, 31.12.1879

RA 6165:
— Schätzung Suckow, 30.1.1816
— Senatsbericht Nr. 322, 9.3.1816
— Ministerium des Inneren an Universität, 30.6.1816
— Ministerium des Inneren, Carlsruhe, an Senat, 25.7.1816
— Tiedemann an Senat, 12.12.1839

RA 6785: Instruction Neugründung Pathologie, 1866

REP:
— 117/88: Fachgruppentreffen, 21.4.1971
— 117/89: Fachgruppentreffen, 2.5.1973

■ UBH

Heid.Hs 3437: Lebenserinnerungen von Max Fürbringer, undatiert

HeidHs 3473:
— Nachtrag V, Fürbringer an die Bürgermeister und Ortspolizeibehörde, 22.10.1904
— Nachtrag a), Lebenserinnerungen Max Fürbringer, undatiert
— Nachtrag III, Druckvorlagen

HeidHs 3915 B 2.1: Notizen zu Experimente

HeidHs 4151,1: Manuskript Kallius, Rede, undatiert (vermutlich April 1934)

■ UBA Ffm

Na 39:
A 1.1 Nachtrag
— 157 Engelmann an Fürbringer, 20.10.1903
— 159a Engelmann an Fürbringer, 2.12.1903
— 162 Engelmann an Fürbringer, Antwort Skizze, 8.1.1917

A 4 b:

- A–J Verschiedene Dankesschreiben an Fürbringer
- 15/961 Göppert an Fürbringer, 1.10.1913
- 33/ 2519/4672 Sobotta an Fürbringer, 21.2.1904

16.3   Internetquellen

Albertina Sammlungen online (2013). URL: http://sammlungenonline.albertina.at/?id=starl_FFB4CC489ED-64D9A92A07AED38DC1570#628cbbde-c807-4f19-965e-9fba53dd437a. [Stand 21.9.2016, 16:00]

Camera Wiki (2015). URL: http://camera-wiki.org/index.php?title=Romain_Talbot&oldid=169729. [Stand 21.9.2016, 14:00]

Knapp, Holger: Taurin (2006), Römpp online. URL: https://roempp-thieme-de.ubproxy.ub.uni-heidelberg.de/roempp4.0/do/data/RD-20-00298. [Stand 20.9.2016, 10:59]

Landgericht Stuttgart: Lechleitergruppe: URL: https://de.wikipedia.org/wiki/Landgericht_Stuttgart#Lechleiter-gruppe. [Stand: 24.06.2016 15:43]

mediafix (18.5.2015). URL: http://mediafix.de/glossar-u-matic/. [Stand 21.9.2016, 16:00]

Pahl, Walter: Widerstand gegen den Nationalsozialismus, Ludwig Neischwander. URL: http://widerstandsausstellung.m-o-p.de/ausstellung/die_lechleiter-gruppe_ludwig_neischwander.htm. [Stand: 24.06.2016 15:43]

Toepke, Gustav: Die Matrikel der Universität Heidelberg (5.Teil): Von 1807-1846. URL: http://digi.ub.uni-heidelberg.de/diglit/matrikel1807/0006. [Stand 21.9.2016, 15:00]

Universitätssammlungen in Deutschland, Staatliche Sammlung ärztlicher Lehrmittel, Humbold Universität (2009). URL: http://www.universitaetssammlungen.de/sammlung/1065. [Stand 17.9.2016, 11:00]

Via Monomentum, Denkmalpflege Heidelberger Friedhöfe e.V., Denkmale und Gedenkstätten. URL: http://www.vis-monumentum.de/index.php?article id=42. [Stand: 24.06.2016 16:14]

View-Master Resource (2007). URL: http://www.vmresource.com/history.htm. [Stand 20.9.2016, 17:00]

Vorlesungsverzeichnis November 1798 – April 1799, S. 9. URL: http://digi.ub.uni-heidelberg.de/diglit/VV1795WSbis1800SS/0105. [Stand 21.9.2016, 13:30]

Vorlesungsverzeichnis Winterhalbjahr 1843-1844, S. 9. http://digi.ub.uni-heidelberg.de/diglit/VV1840WSbis1845SS/0144/scroll?sid=04ac54603c9d7aade3e0cf366bba1776. [Stand 20.9.2016, 10:00]

16

Serviceteil

S. Doll et al., *Wenn der Tod dem Leben dient – Der Mensch als Lehrmittel*,
DOI 10.1007/978-3-662-52674-3, © Springer-Verlag GmbH Deutschland 2017

Stichwortverzeichnis

Printed in the United States
By Bookmasters